黃金有價書無價
時勢遷流我不流

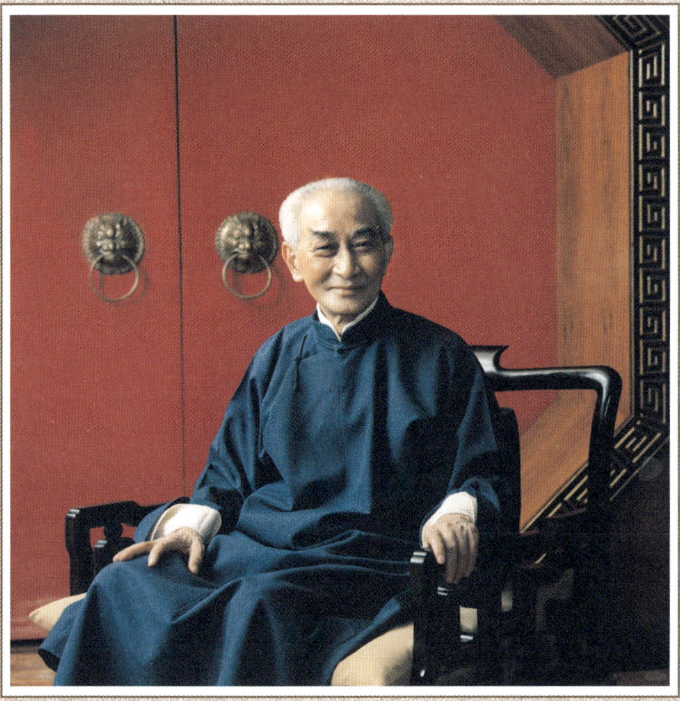

小言黄帝内经与生命科学

南怀瑾 讲述

人民东方出版传媒
東方出版社

图书在版编目(CIP)数据

小言黄帝内经与生命科学/南怀瑾讲述.—北京:东方出版社,2022.1

ISBN 978-7-5207-0754-1

Ⅰ.①小… Ⅱ.①南… Ⅲ.①《内经》-研究 Ⅳ.①R221

中国版本图书馆 CIP 数据核字(2019)第 015097 号

小言黄帝内经与生命科学

南怀瑾 讲述

责任编辑: 王夕月 邢 远
出 版: 东方出版社
发 行: 人民东方出版传媒有限公司
地 址: 北京市东城区朝阳门内大街 166 号
邮 编: 100010
印 刷: 北京明恒达印务有限公司
版 次: 2022 年 1 月第 1 版
印 次: 2024 年 6 月第 7 次印刷
开 本: 650 毫米×960 毫米 1/16
印 张: 13.5
字 数: 108 千字
书 号: ISBN 978-7-5207-0754-1
定 价: 36.00 元
发行电话: (010)85924663 85924644 85924641

编者的话

南怀瑾先生是享誉国内外，特别是华人读者中的文化大师、国学大家。先生出身于世代书香门第，自幼饱读诗书，遍览经史子集，为其终身学业打下了扎实的基础；而其一生从军、执教、经商、游历、考察、讲学的人生经历又是不可复制的特殊经验，使得先生对国学钻研精深，体认深刻，于中华传统文化之儒、道、佛皆有造诣，更兼通诸子百家、诗词曲赋、天文历法、医学养生等等，对西方文化亦有深刻体认，在中西文化界均为人敬重，堪称“一代宗师”。书剑飘零大半生后，先生终于寻根问源回到故土，建立学堂，亲自讲解传授，为弘扬、传承和复兴民族文化精华和人文精神不遗余力，其情可感，其心可佩。

本书是南先生二〇〇七年在太湖大学堂讲授中医最古老的原始典籍《黄帝内经》的讲座集成，重点在阐释《内经》的精神及中医学的基本观念，以为研究起步。先生结合生命科学、道家养生理论和中国传统文化，并引用了大量生活实例，将《内经》的微言大义、诘聱难懂的意旨讲解得生动清晰、精妙迭出、直指人心，使这本蕴涵了现代中医学源头和中国生命哲学宗旨的思想著作真正走入普通读者大众之中，成为人人都能触摸践行的日常生活，成为中国人真正的养心、养性、养生的"圣经"。本书以台北老古文化事业公司二〇〇八年繁体字版为底本，保留了讲演记录口语化、生活化的特点。南先生对某些观点和例证的反复说明及强调，均出于阐明主旨、义理的需要。他更是多次说明，此实属"小言"，有诸多"言不详"、"言未尽"之处，相信读者诸君自能领悟。

我社与南怀瑾先生结缘于太湖大学堂。出于对中华优秀传统文化的共同认识和传扬中华文明的强烈社会责任感、紧迫感，承蒙南怀瑾先生及其后人的信任和厚爱，独家授权，我社遵南师遗愿，陆续推出南怀瑾先生作品的简体字版，其中既包括世有公论的著述，更有令人期待的新说。对已在大陆出版过的简体字版作品，我们亦进行重新审阅和校订，以求还原作品原貌。作为一代国学宗师，南怀瑾先生"通古今之变，成一家之言"，毕生致力于民族振兴和改善社会人心。我社深感于南先生的大爱之心，谨遵学术文化"百花齐放，百家争鸣"之原则，牢记出版人的立场和使命，尽力将大师思想和著述如实呈现读者。其妙法得失，还望读者自己领会。

东方出版社

二〇二一年十二月

目　　录

第三讲　五月四日

第四讲　五月五日

第五讲　五月六日

出版说明

《黄帝内经》（有时简称《内经》）这本书，早经中外公认是一部中医最古老原始的典籍；但是现在学习中医的人们，大多采用选读方式，少有深入详细研究者。近数十年来，情况更甚，原因大致如下：

（一）三千多年前的文章，对简体字出身的读者而言，太艰深，太难懂；用现代言语文字来读，常觉不知所云，也就看不下去了。

（二）最困难的是，内容涵盖了《易经》、阴阳、五行、干支、天象、气脉，传统文化的心物一元的互变问题等等，铺天盖地，包罗万象；如无上古科学概念，读之不免有天书之叹。

（三）更困难的是，《黄帝内经》的中心重点，是有关生命的构成，以及生命运行的法则。这是属于生命科学和认知科学的范畴；而此一问题，又涉及了形而上的学说理论，所牵动的也就更为广泛了。

（四）另一个困难，是生命中精、气、神的问题。气在身体中流动，维持着我们的生命；但是，气是什么？又如何运转？气与天地万物的关系又如何？因此，先要认识了气，才能初步了解生命中的能量及其作用；进一步再了解人的病因，才能进行医治。而这个气的问题，又与后来的道家、密宗及佛法的修持等，密不可分。

由于以上许多因素，致使对内经的研讨，就每下愈况了。

此次南怀瑾先生，应邀在四月初讲解《黄帝内经》，起因亦颇为特殊。缘上海绿谷中医药集团，在多年从事中医药研究发展的过程中，体认到中医药的诸多问题；究其原因，多为对中医之基本理论了解不足，以至于只会医病者之现象，未能深察病因彻底治疗，难免沦入医匠之流，实属可叹。

为此之故，集团负责人吕松涛先生，积极游说邀请，促成了《内经》的讲释，并希望借此带动青年学子及有识之士，展开研究，以提升医疗品质，回归正确方向，开发民族悠久之中医文化宝藏。

综合数次讲解内容，重点在阐释《内经》的精神及中医学之基本观念，以作为研究之起步。

其实，《黄帝内经》不仅是医理和医疗，其与我们的生命生活皆息息相关。这部经典，立论于生命的原始点，崇高而根本，为中华文化之至精。

值此多病多恼的纷乱世界，国强必先民健，故而重新探究《黄帝内经》，似至为重要。

再者，健康关系社会民生，不仅医界须了解《内经》，一般大众亦应加了解。果如此，则人人保持健康的体魄，进而则可见繁荣康乐的社会。这，也就是倡导研究《黄帝内经》的共同愿望吧！

绿谷集团于南师讲演结束后，在一个总结报告中说："这是'五四'运动以来，中国文化断层的复兴转捩点……"等等。现并将该文附录于书后。

按，此次讲解记录，本不拟出版，因为讲课时间安排不足，外加顾及听众对易理阴阳五行之基础或有欠缺，故而讲解不免草简，言难尽意；况言简每导致误解，此为不拟印行之主因。后因诸方反映殷切要求之故，勉为应允印行。

现趁此出版之际，特别敬告读者，南师谓此次讲演仅为抛砖引玉之举，非金科玉律之论，只愿提醒大众对文化瑰宝之重视及研究。《内经》虽为数千年前之著作，实与今日全球积极探究之生命科学密不可分也。

本书的整理稿，南师并未过目，在整理过程中，或难免有谬误之处。此次感谢张振熔先生记录，林艳玲小姐及赖梅英女士辛劳打字，欧阳哲及谢锦扬、宏忍师等积极校对，书稿才得勉强在短期中完工。又书中小标题为编者所加。

刘雨虹　记

二〇〇八年一月庙港

首先须知《黄帝内经》的三要义

讲到《黄帝内经》，大家都知道中国文化的根本中心，是以黄老之道为主，然后散而为诸子百家。所谓黄老，即是以黄帝轩辕为综合起始的阶段，到春秋战国以后，才转而狭义地以老子等道家学说作代表。

什么是黄帝之学，历来在中国文化中，很难下一内涵的定义。因为它是笼统包括中国的全体文化，不分精粗世俗的一切一切。

通常一般的观念，提到黄帝，就会想到《黄帝内经》，认为它只是中国上古传统的医药的书，而且从考据立场来看，它的记述著作年代，很难稽考。所以越来越被轻视，即使是学医的人，也一代不如一代，因对中国传统文字有差距，越读越不懂了。

扼要来说，《黄帝内经》，它不只是一部医书，它是包括“医世、医人、医国、医社会”，所有心医的书。

我们一般翻开《黄帝内经》，首先映入眼帘的，便是第一篇《上古天真论》（有时简称《天真论》），好像是从中国的玄学、哲学讲起，读也难读懂，看也不想看了。

其实，读中国古典的书，千万不要以十七世纪以后，大家学了一点西洋文化文字逻辑的皮毛来看它，那就牛头不对马嘴，愈读愈远愈糊涂了。中国古典文化的习惯性，以平常散说对话为主，自有它的逻辑，而不是先立前提，再加发挥、申辩，然后再做结论。如果以西洋中古文化以后的逻辑来看中国古典文化，就会完全反感。如说西洋文字的逻辑是完整的，那也不然，你只要取印度文化佛学的因明来看，如玄奘法师等所翻译的《瑜伽师地论》等一读，便可知西洋中古文化以后的逻辑文字，还只是后辈新兴的小儿科了。

话不要扯长了，简单的回转来讲，《黄帝内经》真正的宗旨要点，多处散见于各篇的内涵中，或一二句，或多句，其中更重要的，即在《举痛论篇》中所说的三要义：

“黄帝问曰：（一）善言天者，必有验于人。（二）善言古者，必有合于今。（三）善言人者，必有厌于己。如此则道不惑而要数极，所谓明也。”

读此，《内经》全书的中心，它是“医（寿）世、医（寿）人、医（寿）国、医（寿）社会”为中心，不过是先从如何养生寿人来切入而已。

譬如说，什么是“天人合一”的内涵。它便说“善言天者，必有验于人”。如果只说抽象的天文，或有形的天体，而对人生生命生活了不相关，那是学问上的空谈理想，不是没有用，而是南辕北辙，背道而驰了，它必须要在人事上有实际应用，及实验经历才对。

再说“善言古者，必有合于今”。博古必要通今，任何学问，如果只讲现在，不通古今绵延演变的因果关系，都容易落入偏见，那是不可以的。

所以“善言人者，必有厌于己”。从政或从医，一切的一切，治理他人，医治他人，第一学问，必须先从本人自己身上实验做起。“如此则道不惑而要数极，所谓明也”。

总之，这一段话，《黄帝内经》的中心，也是黄老之学的要点，它是通于政治、经济、教育、军事任何一门学科的大原则。

南怀瑾

二〇〇八年一月

第一讲

四月十五日

第一堂

开场白

黄帝与中国文化

《上古天真论》说什么

黄帝的一生

天癸与五行的水

女七男八 从一到九

生命如何开始

数字 天候

开场白

今天我要做的是一件荒唐的事，因为我也没有学过医，也不懂科学，为什么讲这个《黄帝内经》呢？站在中国文化的立场，站在今天生命科学发展的立场，我是倚老卖老，必须要献丑，贡献给大家。目前西医跟中医闹分歧，这是很严重的问题；而我们自己国家的中医，依我外行的来看，也成了问题。对于基本的医学《黄帝内经》，学中医的好像没有真正好好地去读。原因是现代的教育，大家从简体字入手，不懂繁体字，所以读古书也成了问题。我们自己的文化很广很多，诸位都轻视了它，因此我不管自己的年龄，愿意来跟大家讨论这个问题。

这次课程的安排，我昨天已经讲过，是这位吕松涛先生的关系，因为他常常在我前面提到讲《黄帝内经》的事；他说他来筹备来办，所以说这个是他引起的。

关于《黄帝内经》，这是中国文化最严重的问题。我再重复一下昨天讲《庄子》时所讲的，我们国家民族的历史，以黄帝开始计算，到今年为止，已经四千七百多年了。因为大家不读自己的历史，不知道黄帝以前的中华民族有很长的远古史。像我们小的时候，读古书出身，晓得我们的历史是一百多万年。为什么切断从黄帝这里开始呢？是司马迁等过去这一班历史学家们搞的；因为远古的太渺茫，而且都是神话。信不信各听自由。

黄帝与中国文化

黄帝以前的伏羲，是画八卦的，相传黄帝是伏羲的子孙，所以就从黄帝开始。黄帝把中华民族正式建立成一个初步的国家系统，我们普通讲的“老百姓”，就是黄帝把各个姓氏不同的民族团结起来，建立生活文化。所以我们所有的文化，都是从黄帝开始的。

黄帝是有熊氏，姓公孙，名轩辕。你们大家都知道，今年很多人到陕西去祭黄帝的陵。黄帝不只是我们中国人的祖先，也是东方黄色民族的共同祖先。中国一切的文化，科学的，宗教的，哲学的，都是从这里开始。

后来黄帝的学说归类为道家，在讲政治哲学时提到汉文帝、汉景帝时，说他们用“黄老之术”，走道家的路线。黄就是代表黄帝，老是老子。我们的祖先从伏羲以下，研究起来太多啦，更有很多的历史故事。

我今年九十岁了，一百年前我们有很多的学者，现在差不多都过去了，其中我所不同意的非常多；因为我不同意他们的讲法，把自己的历史缩短。有些人甚至跟着日本人等外国人叫，说没有尧舜这两人；乃至在日本侵略中国以前，说尧这个字画起来像香炉，所以这个人不存在。舜这个人也没有，只是个蜡烛台。大禹也没有，大禹王是个爬虫。我小时候新的风气开始，比你们现在还严重，都是那么讲的哦！都是有名的学者，我不点名了。后来这些人变成我的忘年之交。所谓忘年，是年龄相差几十岁，我虽然年轻，经常讲他们数典忘祖，这些空话不多讲了。

所以写《史记》的司马迁，也不敢确定黄帝的年代，只是根据孔子的话说的。尧舜禹在历史上有名的叫“三代”。三代在我们历史学里有两个说法，普通教科书上说是夏商周三代；真正古书上所讲的三代是尧舜禹，并不是夏商周。

尧舜禹是公天下，虽然有皇帝，但都是百姓推荐出来的，而他们都活了一百多岁。一百岁退位的时候找人接位，尧找到舜，舜找到禹。到了大禹王做皇帝的时候，也想这样做，可是因为尧舜的子孙能力都不行，所以大禹的儿子接位了。由此中国文化由三代民主的公天下，变成了家天下。家天下就是刘家的啦，李家的啦，哪一朝，哪一代。所以我们的文化是要推翻两三千年的帝王政治，推翻家天下。孔孟之道的儒家，以及道家，都主张回到上古的公天下，这又是另外一个话题了。

《上古天真论》说什么

现在我们这个课是研究《黄帝内经》，我相信在座的很多是大医生、大博士，很多是科学的专家，在这里听我这个老头子乱盖。要了解《黄帝内经》，必须先要读好，每个字都不能放过。开始第一篇《上古天真论》，题目就要注意了。天真这个“天”字，不是上天的天，这个“天”字，有时候代表宗教的天，有时候代表哲学的天，有时候代表天文学的天等等，学中文要搞清楚。

对不起，耽误时间讲题外话，为什么天字那么写？你真去研究中国文字，第一个字“一”是画图案开始的，为什么那么画？因为讲不清楚宇宙是几时开始的，天地怎么来的，所以以一画来分开。所谓伏羲画八卦，一画分天地，这是科学的，因为时间空间上，查不出宇宙的来源。我们中国人很注重这个，现在的科学发展到太空，也是在追求这个。

今天我岔过来几句话，西方哲学讲人类世界的来源，问先有鸡还是先有蛋，到现在还下不了结论。换句话说，先有男人还是先有女人？如果说西方有哲学，中国没有哲学，你完全错了。中国上古就是探索这个问题，从我们唐朝的古诗就看得出来，可惜大家年轻没有好好读。我们当年是读来的，所谓读是唱歌一样念。

有一个故事在唐人的《春江花月夜》这首古诗里，有很多好句子，其中有些名句，是关于哲学科学的——“江上何人初见月，江月何年初照人”等，世界上哪个人先看到月亮？天上的月亮是几时开始照的？这个是哲学科学哦！大家却随便把它当文学看过去了。

所以我常常批评自己，也批评学西方哲学的朋友，你们西方讲哲学、科学，又分家又分类的，我们中国不是。我说中国的文化没有哲学家，因为中国文化是文哲不分，大文学家都是哲学家；第二是文史不分，文学家都是史学家，都是懂历史的。

譬如司马迁，大家认为是史学家，我说你们完全错了，司马迁除了写《史记》以外，他的八篇大文章“八书”的学问，包括了天文、地理、经济，什么都有。他是个哲学家，走的是道家的路线。又譬如讲到《资治通鉴》，作者司马光既是文学家，又是哲学家，也是政治家。所以中国文化哲学、经济、政治、文学是不分的。

刚才讲了这两句诗的感言，这跟我们讲《黄帝内经》有什么关系呢？有绝对的关系。所以文字搞不清楚，历史搞不清楚，就有些麻烦。譬如说《上古天真论》这一篇就是讲天。我们晓得“一”是一画分天地，上面代表形而上的，再加一笔和一个人字，就是天字了，天地人是这样来的。所以“一”的上面是“上”，下面是“下”，文字的来源是由画图象形，包含了很多内容。《上古天真论》的“天真”两个字，就是形容孩子“天真”那两个字，我们已经用了五千年还在用。这个天真的“天”代表了本体论，表示真实生命的第一个来源。

《黄帝内经》是黄帝为了生命科学，请教医学老师的对话记录。这一本书考据者有所怀疑，也是我们中国人自己闹的；外国人更要批评，认为这本书的内文不是上古的，好像汉朝以后魏晋的文章那么漂亮。上古时期会有这样好的文章吗？看来学者要把自己的祖宗看瘪了。

这个属于考据学，我一辈子注重考据，但不赞成考据。考据学要注意学问，但是不要迷信。现代人最讨厌的是太迷信科学，比迷信宗教还可怕。因为科学本身没有定论，新的发明会推翻了前面，永远没有止境，这也是科学的精神。对于科学的发明，乃至爱因斯坦也不敢下定论；你们学了一点科学的皮毛就敢下定论了，我觉得很笑话。这是有关《上古天真论》篇名要注意的。

黄帝的一生

我们看这一篇文章，这是医学书哦！看它如何介绍黄帝。现在这个很小的字，我虽然九十岁了，没有戴眼镜，也不用放大镜，大概我还看得清楚，这个就值得研究研究为什么了。

“昔在黄帝，生而神灵，弱而能言，幼而徇齐，长而敦敏，成而登天。”我们上古的老祖宗黄帝，“生而神灵”，旧的记载是“生而能言”，生出来就会说话了，这里还客气一点说他神灵。现在有人说，这是中国历史乱扯，其实印度也有这种记载，说释迦牟尼佛刚生下来，站起来走七步，一手指天，一手指地讲了两句话：“天上天下，唯我独尊。”印度人的扯谎同我们一样吧！很多啊！历史上也有记载，说有人生下来就知道前生的事。其实，这些都是讲生命的神奇。

这里《黄帝内经》改了一下，客气地说“生而神灵”。这两个字严重了，神不是神经病，是通神了，非常灵明。简单地说，他生来就有先知，什么都知道。

“弱而能言”，这个弱不是体质弱哦！我们古文叫弱小，年轻少年叫弱小，所以我们的文学上二十岁称为“弱冠”。中国的规矩礼貌，男人到了二十岁，开始梳头发戴帽子叫弱冠之年，这个要注意。弱而能言，如果你中文不懂，看成黄帝身体很弱，那可不是古文讲的。

“幼而徇齐”，幼小的时候，做人非常规矩严肃，就像大人一样懂事。

“长而敦敏”，长大成人了，二十几岁，非常厚道而且绝对地聪明。

“成而登天”，黄帝活了一百多岁，在我们的历史上，尤其道家，认为黄帝是升天的，所以古文有一句话“鼎湖龙去”。鼎湖要考据了，有的说在黄山上，有的说在浙江。黄帝活一百岁不干了，走了，变成神仙骑上一条龙就飞升了。历史记录很有趣，像皇帝死了叫“登遐”，是说皇帝要飞升了；因为不好说死了，只好拿这个话来恭维他。

讲中国文学还有一句话，一个英雄出来，像汉高祖啊、唐太宗啊，或者孙中山啊、毛泽东啊，他们的部下很多，有些人到京城都是想升官。我们对于这些人叫“攀龙附凤”，就是从黄帝的故事来的。

怎么叫攀龙附凤呢？历史上记载黄帝要走了，宣布要从鼎湖骑龙飞升。他的大臣都要跟他走，抓住黄帝那个龙的脚、龙的尾巴，攀龙附凤附带上去。有些抓不住了，抓到一片鳞甲，滑了就掉下来。这些故事都是神话。

历史上也讲尧舜都活了一百多岁才走，成仙了，尤其是黄帝，在神仙传上，或者神话看来，黄帝到现在还没有死。

比方讲中国地理，一个美国的教授来看我，学科学的，他说他们现在正在研究地球。我说：我听说了，你们花很多钱在地球边上打洞，进去看地底的中心有什么秘密。这个一点都不稀奇，我们已经搞了好多年了。他说你们中国真的搞了好多年吗？来美国留学的都没有讲过啊！我说他们年轻人不知道，中国道家有本书叫《五岳真形图》，三山五岳真正的形状，以及山的下面究竟是什么样子。你看了这本书会笑死，东一块西一块，这里一个白点，那里一个空圈，它讲地底下都是通道，用不着你去打洞。

我说你们美国人还打洞，我们早就知道了。譬如说黄帝的陵后面有个碑，不准进去；但是你如果有胆子进去，三个月就从南京出来。这样的故事很多，都在《五岳真形图》里头，可是你看不懂。

黄帝现在提出来的是生命的科学，生命怎么来的。下面我不做国文老师了，你们诸位都看得懂。

天癸与五行的水

关于生命的来源，第一个重要的，是从阴阳的法则才有这个生命。这个里头是个大问题，我先把它简略了，倒过来研究。他说女性的生命“二七而天癸至”，十四岁第一次月经来，这一篇里头讲的这些，你们要自己看。如果像国文老师一句一句讲，三年也讲不完。

女人第一次月经是二七十四岁，七年一个转变。七七四十九岁月经断了，现在叫更年期。那么这里有一个问题，什么叫天癸？这两个字注意哦！男人呢？男人以八来计算，“二八肾气盛天癸至”，男人十六岁才开始发育，变成真正的童子了。我以前看这个书，为了研究生命科学，经常问人，你们十六岁有改变没有？有人说没有。我说我有感觉，十六岁有一个礼拜，乳房这里痒得不得了，发胀。后来我才知道男子二八十六岁才开始发育，这也是属于天癸的道理。

现在有两个问题，这个问题提出来很严重了，第一，什么叫天癸？注意这个“癸”字，是中国的天文科学来的。我们天文有十个天干，就是甲、乙、丙、丁、戊、己、庚、辛、壬、癸，这个十天干，算命的都会。中国上古的科学发达，大概是上一个人类留下来的，科学发达到最高点时，把最复杂的东西浓缩用一个字代表。

壬癸在五行里属水。什么又叫五行呢？天地间星球的转动中，有五个星球金星、木星、水星、火星、土星，与我们有绝对的关系，在互相放射，互相影响。壬癸两个字是属水的，水汽还没有成形叫壬水，等于蒸汽没有变成水叫壬水，癸水是成形的水。这要懂得阴阳、上古的科学了，所以看《黄帝内经》一般都不了解，只晓得天癸代表月经，其实是整个身上的激素变成月经下来，已经是成形的水了，就是癸水。所以癸字是这样来的。你们年轻人研究医学，研究生命科学，要注意这个书上很多的东西。

女七男八 从一到九

第二个问题，生命为什么女人以七岁为代表，男人以八岁为代表？男人有没有更年期啊？七八五十六岁，一样有更年期，现在医学也晓得。

我有一个朋友，他也叫我老师，浙江诸暨人，名叫蒋鼎文，他年龄比我大。到台湾以后，我每月去他那里一次，我喜欢他府上那个诸暨豆腐，他特别做豆腐请我吃。有一次去，那个时候我大概六十岁左右吧！他已经七十多了，一把就把我抓住。南老师啊，我告诉你。他是上将，当年北伐的时候都是大将，很有名的。他说：我现在七十几了，医生说要我打激素，我还真给他打了荷尔蒙；因为我原来的老兵，送他到美国去学医学，得了博士回来给我检查。他说老将军啊，你需要打女性荷尔蒙。蒋鼎文说，真是瞎扯，你这个混蛋乱讲。他说："司令官，我是感谢你，报你的恩，你就听我一次好不好?"好吧！你就打吧！真打了，还真有用啊。

所以讲到男性女性的更年期，这是科学，为什么是七同八？我们《黄帝内经》说得还不够呢！今天研究生命医学，做科学研究，还必须要了解其他有关的资讯。这个数字是道家和佛家采用的同样观念，扯到了《易经》，也扯到老子了。老子告诉我们道生一，一生二，二生三，三生万物。

这个问题大了，学数理的要注意了，天地万物只有一没有二，所谓二是两个一，三是三个一。所以我们读中国书，假使算八字的，我的命运到阳九之数，一、三、五、七、九到了极点，十是另外一个一。所以你看文天祥的《正气歌》——"嗟予遘阳九"，他说我的命运要结束了，国家亡了，一定是要碰到阳九之数，无路可走，只有做忠臣了。所以他的诗"人生自古谁无死，留取丹心照汗青"，意思是把自己的精神留给历史，这是文天祥的名诗。

现在讲一二三四五六七八九十这十个数，其中的学问很大，道家最后来一个问题，就是一以前是什么？是零。如果拿数理哲学来讲，什么是零？零不是没有东西哦，画一个圆圈，零是代表无量数，不可知数，无穷数，它是有的也是空的。

这个数学的零，道家把它画一个图，这个零的图，里头又分阴阳，就是太极图。阳是一个看得见的现象；阴的这一面，等于研究天文宇宙有阴暗不可知的一面。现代科学已经晓得我们这个宇宙有阴暗面，就是说不可知的很多。那么我们把零代表了这个宇宙，这就牵涉到《易经》数理学同五行了。

再参考佛学中有关印度的医术，中医把脉判断阴阳，印度看不看脉呢？先不谈现代科学，他们也看脉，叫气脉轮。我们讲的十二经脉，六阴六阳，印度讲三脉七轮。印度医学也有几千年的发展，所以现在讲西藏的医术就知道，藏医看脉的理论是来自印度，是从三脉七轮来的。

生命如何开始

印度的医学也是根据佛学讲出来的。一个胎儿是由精虫卵子构成的，在娘胎里是七天一个转变。《佛说入胎经》是两三千年以前所讲的，同我们现在讲的怀胎出生，几乎完全相同。《佛说入胎经》中说，“男精母血”，就是男人的精虫跟女人的卵脏。但是两个结合不一定能够成胎，要三缘和合才生另外一个生命；现在普通来讲叫灵魂加入，才构成一个生命。这只是讲人的胎儿，还没有讲别的生命。常常也有人问我，试管婴儿有没有灵魂加入？照这个原理看来，也是加入的，不然不构成一个生命。

胎儿在娘胎里成长，七天一个转变，讲得很清楚，不过名词很难翻译。第一个七天像一块豆腐一样，或者像羊奶冻一样，不成形。接着后来长了督脉，背脊骨，中枢神经成长上来，先通到上面，好像到眼睛这个地方，就是从鼻根上去到我们眼睛中间的一点。所以中国文化讲到最早的祖宗，古书上叫作“鼻祖”，就是这个原因。印度也是一样。这一条脉七天起来，分化很多，等于现在讲基因的生长变化。反正胚胎细胞慢慢分化，构成了这个生命。

印度医学也就是释迦牟尼佛的医学，胎儿在娘胎里三四个月以后，已经知道外面的事了。中国过去的教育，一有了胎儿，夫妻分房，开始胎教了，所以教育是从胎教开始的。现在拿中国历史上数据配合来看，七天一个转化，人体内部一共长到七万多条脉，数字我记不得了，都是属于神经系统哦！这是印度医学的原则。我们中国的医生是把脉判断五脏六腑及十二经脉的变化，还晓得脉络是左右交叉的，气脉也是左右交叉。你们都学中医把脉，左心肝肾，右肺脾命门，也是交叉的，现在医学解剖来看，的确是交叉的。其实，还不止交叉，在座科大的校长是专家，同现在那个基因啊、量子啊，什么、什么……走的路线是一样的，奇怪吧！

胎儿在娘胎里头一共三十八个七天，九个多月，最后一股力量，就是这个风力（能量），使胎儿下来了。中间很是奇妙，很多很多，我只能简单地报告，专门讲又是另外一套。在娘胎里九个多月生出来还不完整，出生以后再过一百天才算完整；这个所谓完整的计算，还属于娘胎里的七的阶段，叫作先天。这个女的七、男的八是后天的，这是大概的介绍。所以，这些数字同数理离不开关系，生命的科学也离不开数理，其中的数理观念太多了。

数字　天候

那么为什么讲七天、七年呢？为什么变成男人或女人呢？

这就回过来讲中国上古黄帝以前了。我们都知道在世界的天文史、数学史中，中国人是一马当先的。我们几千年前已经有天文学、数学这些科学了，那时候的外国连影子都还没有。可是我们中国人现在很有趣，讲到自己的文化，认为中国古代的是伪科学，假的，外国的才是真的。哎呀！伪科学这个名词，以法律来讲站不住的。哪个是假的？哪个是真的？如何证明？这不是开玩笑吗！这个不能不严厉地批评。

那么这个数字和许多问题的根据是什么呢？是根据天文来的。所以我们就要讲到中国的医学配合天文了。天文告诉我们，气候，一年分十二个月，三个月算一季，所以一年有四季。五天叫一候，三候是一气，三候就是十五天了，六候叫一节。如果讲天文的气节，一年十二个月分成四季，有七十二候，二十四个气节。譬如清明啊，谷雨啊等等。

到现在乃至东南亚、美国，拿整个的气象来看，我们中国这个气候的分类，照样正确而有影响。我有一个学生学这一套，二三十年前到澳洲做外交官，他把罗盘带去，发现不对。那个时候没有越洋电话，写信来问，这个罗盘是不是限定在北半球？澳洲这里正好相反呢！我说你倒过来用不是一样吗？他后来回信说，真的，倒过来一样。

我们人的这个生命，如果有病了，不是三天或五天就会好的。据我所了解，一个得了伤寒病的人，没有三七二十一天，是不会好的。

这个七的数字，八的数字，再推下去，我们中国人每天的十二个时辰，子丑寅卯……里头都是科学，不是迷信。两个钟头算是一个时辰，一天有十二个时辰，一个时辰分八刻，一刻分十五分。换句话说，我们的身体每分钟都在变化。这个里头的变化是现象，但是，能变的那个生命的本能是什么？那是个大问号。

所以我们第一篇《上古天真论》，讲七、八变化，文字我不念了，我有一个毛病，念了以后就怕你们看不懂，我又会啰唆起来了，所以我跳过去就不念了。这个钟头先大概介绍这个，饭后再补充。

第二堂

与生命有关的印度文化

有位学科学的同学开玩笑说："我们还年轻，你们的年纪大，肚子里头的东西太多了，给我们吐出来一些，把印度的生命科学，与《黄帝内经》的医学接轨吧！"

刚才我讲的是有这个意思，同时把旧的东方的医学，印度及中国的，接上现代二十世纪以后的医学与科学。这位同学的意思是要我不能偷懒；当然他话没有那么讲，他说话没有攻击我的意思。

刚才讲印度的文化，譬如说以释迦牟尼佛做代表，入胎与出胎这是生命科学的根本。印度两三千年前有这个经典，现在没有了。所以印度学瑜珈的这些大师与我碰面时，我说你们的文化是世界上宗教的摇篮，现在世界上的许多宗教，包括希腊哲学，都是从印度出来的。

印度当时很大，现在讲的阿富汗、以色列等，原来都属于印度，范围一直到我们新疆的边境。这个国家民族很有意思，现在还有几十种语言文字，古代有六十四种不同的语言文字，到现在还没有统一；而且阶级观念极强，有四种阶级至今还改变不了。

譬如有一个印度朋友，是第一流阶级婆罗门教。婆罗门教的人到我们家里，坐下来都害怕不干净，我就拿块布给他，可以掸一掸。他们出门带一把扫把，像我们中国道家带一个拂尘子，掸干净。他说南老师我没有嫌啦，他也客气也骗我。有一次破例在我这里吃饭，他说叫我吃饭我就吃饭，诸如此类。印度最下等的阶级是首陀罗，做工的奴隶，低下到什么程度？假使像我们这样去做客人，看到扫地做工的来，低着头勾着腰，不敢看我们。这一些人不一定是黑人哦，印度的人有五种，白的也白得很漂亮。我们拿东西给首陀罗吃，不能这样给他的，他会害怕了，要丢在地上，他就爬过来拿去吃。

跟印度人谈话很特别，你问是不是？他在点头，意思是“不是”，与我们一般的反应刚好相反。这个民族文化很有趣，他说你们世界上的人都讲破除阶级观念，我们也想改变，但是我们甘愿如此，过得很好，为什么一定要搞平等呢？我说朋友啊！不是世界上要你们平等，这是你们的文化，是释迦牟尼佛的，全世界讲平等是他第一个叫出来的。这个朋友也讲了，他老人家是慈悲爱人的意思，不过我们这样也是爱人耶！我只好说你说的真是有道理。等于我们昨天晚上讲《庄子》的课，多一个指头也是指头，缺一个指头也是指头，没有关系。我讲话又岔开了。

所以说印度这个文化，有关生命的根本，你们学医的要去了解。印度有一本书，是有关生命的奥秘，可惜很少翻译，也有些翻译名称不同。

譬如我们现在的西医来讲，呼吸系统是一个，肠胃消化系统是一个，中央是中枢神经系统，及前面的自律神经系统，好几个系统。我们人老了，拿东西发抖流口水，是自律神经失调，同中枢神经没有关系。

荷尔蒙系统在什么地方？它是个腺路吗？有个机构吗？我常常跟西医的朋友说，我说荷尔蒙系统我们中医叫“三焦”。脑下垂的荷尔蒙，胸腺的荷尔蒙，肾上腺的荷尔蒙，这些是什么东西啊？它是个液体。这是比方啦。

佛学中的中医

印度的佛学中与医学有关的这些书，现在很难找到原书，有人翻译过一本，就是学密宗的陈健民，他已过世了，当年我们差不多同辈的。他翻译的名称叫作《甚深内义根本颂》，虽然翻译成中文了，还是读不懂，只可以做参考。所以今天你们青年人，学医的，学科学的，大家努力一点，未来的文化要靠你们接上了。

刚才休息时，有听众反映说，希望我把佛学生命的来源，怎么变成气脉，跟医学、哲学给大家讲一讲，我也答应了。我们好像还有时间，不只这一次吧！

今天晚上先讲释迦牟尼佛所说生命的来源。生命的来源同医学有绝对的关系，过去是用宗教的方式讲，把生命的过程切断来讲的。我先代表佛教说，佛教的基本，其实也就是科学，如果不当作宗教看，你就灵光了。什么宗教不宗教的！其实宗教是把人的思想规定在一个范围里头，你把这个规范拿掉就不是宗教了，就那么简单。

现在我们拿掉宗教的盖子，来说佛的宗教哲学，其实就是生命科学。所以我常常告诉大家，佛教佛学的基础建立在

“三世因果，六道轮回”八个字。我们现在的生命是分段的生死，前一段，现在一段，死了以后未来的下一段。用科学的道理讲，什么叫三世因果呢？世代表时间，过去的生命是指过去有的生命，但是现在我们看不见了，不晓得出生以前是什么，自己不懂嘛！

如果经过一个科学的修行证明了，用生命证明而知道以前的生命，那就成为神通了。过去是有的，未来死亡之后有没有呢？还是有。中间活着的这一段，不管活一百岁或二十岁，活着的这一段叫“中有”，是中有的生命。如果死了以后呢？另一个生命起来，叫“后有”。所以佛教并不一定谈空哦！这个生命是有的，前生的是“前有”，现在是“中有”。

所以一个人的生成，在古代翻译的经典中，是非常科学的，男女和合而构成一个人，古书上叫“男精女血”，男人的精，女人的血。我们现在讲，一个精虫碰到女性每月排出来的卵，就成胎了。

精和颜色

再看佛的生命科学，有关这方面，大家从来都不敢讲，现在我老实告诉你经典上看不见而只在律部有的资料。男人的精虫有青黄赤白黑五种，再加上酪色、酪浆色共七种。这个说法要去求证了；以我所晓得的是有不同的颜色。譬如有些大哲学家、科学家，或者大英雄，他的精的颜色不同于一般；换句话说，他头脑也不同，神经也不同。所以我年轻时听人讲过，天下的才子、英雄、美人都很好色。好色是当然的，因为他天生禀赋不同，可以说基因不同。

那么佛说的精呢？他说不是精虫叫作精啊！全身都是精。也就是说，全身细胞都是精，所以一个细胞抽出来可以克隆（复制）人。大家现在一讲到精就想到性行为排泄的那个精，这种认识已经根本错了。那个的确是精，是男人在性行为上，把精一下变成精虫，那是转化。现在西方的医学说，是性行为的快感，脑下垂体受刺激产生荷尔蒙，下降到下面，而刺激了男性身体这部分的机能而造成的精虫。

关于男性的精，释迦牟尼佛的医学讲得很清楚，也是非常科学的。他在两千多年前，比孔子早一点点，曾说女性子宫高一点不能怀胎，低了不能怀胎。所谓低了我们现在妇科检查叫子宫后倾，偏了不行，冷了不行，热了也不行。这说明什么？佛有几句话，“人身难得，中土难生”。

这个“中土”不一定指中国，是指有文化的国家社会。所以他一共有四句话——“人身难得，中土难生，明师难遇，佛法难闻”。高明的老师不容易碰到，尤其佛法中有关生命的最不容易听到。他先说明男女两个生殖结构有一点偏差的，有任何疾病的，都不能生育，不只是性病。所以生命的来源，每人的禀赋不同，命运遭遇也不同。没有个上帝，也不是佛、菩萨做你的主宰，也不是阎王，而是无主宰，非自然，不是唯物的。

难得的生命

那么生命究竟怎么来的？是我们自己造的，自己带来的。

这个自己造的因果是什么？他有几句话，学佛的更要了解，一般看起来是宗教，事实上他是讲生命科学。“假使经百劫，所作业不亡”，这个业是事业的业，你的心理行为与一切做出来的行为，是有哦！不是空哦！都累积在那里，即使经过很长的时间，也不会消亡。“因缘会遇时”，碰到那个机会一来，条件成熟了，“果报还自受”，就有因果报应，要还账的，是前生来的。这个因果律与自然科学的因果律一样，前因变后果。

所以他说，生命的受胎是很不容易的，人身难得。我常常说，照现在医学讲，男女的性行为，男性的精子，不管几千或是几万一次出来，就像许多兄弟姊妹赛跑，冲到前头的，才成功这个人，其他的没有了，这也是人身难得。

释迦牟尼佛在几千年前做了一个比喻，说生命难得，如大海中的盲龟，撞到一个海上漂流的木板，一抬头，刚好伸进这个板子洞里。他说我们生命就像大海之盲龟撞上来这样，人身难得呀！鼓励大家珍惜自己的生命。

所以我们刚才拿科学来讲，这个精虫跟卵子碰上变成我们这个生命，这是多难得的一件事情！后面就有很多神秘的了，现在也很难求证。先不讲别的，他说人的生命，我们活着这一段几十年是“现有”。一下死亡，昏迷过去了，还有没有？有，这个叫“中阴”；因为是过渡阶段，有时也叫“中有”。

死后的七天

至于怎么死亡又是一段科学，讲起来很有意思，很长的。死了断气以后，再像睡觉一样醒过来，就是中阴身。那个醒转过来的生命，也能够看见，能够听见，能够说话，能够行动。可是我们摸不着，接触不了，因为他没有物质的身体。有一个英国科学家的解释，他说有个名称叫“超等的电磁波”，那个与我们不同，所以接触不了。我说你们讲对了。

所以人死后再醒过来，就具备了神通，没有时间的阻碍，没有空间的阻碍。假设他有一个亲人在美国，这个亲人在梦中，一下子就感觉不对，啊！好像看到我的爸爸或者看到我的妈妈了，是真的，他来了。因为他这个超等的电磁波，就是佛学说的“中有”的感应。也就是这个生命死了，下一个生命还没有开始以前，中间存在的这一段。中阴身具备五通，只要念头一动，就到达他要去的地方了。

这个中阴可能对我们说，算了吧！你们不要哭了，我已经走了，另外换一个身体了。假定是这样，我们听不到，但是我们心里想的他知道。这个我们通常叫灵魂，这不是鬼哦！鬼是另外一种生命，这叫中有之身。这个中有之身，中间变化很妙，很妙。

中有还有生死没有？还有生死。七天一个生死，又是七。印度与中国一样，譬如我们中国人常说，“你这个家伙做事乱七八糟”，这是《易经》上的话，七跟八不正常了。“你这个人怎么搞的，颠三倒四”，也是《易经》上的话。譬如我们写信给和尚，佛教里行个礼叫“合十”，两个五合起来叫合十。我们中国人讲“合适不合适”，写错了，其实是合十不合十。这些都是《易经》的数字，现在又讲到数字了。

所以中有之身是七天一个生死，它也有生死。那么民间流传死了以后叫和尚念经，有用没有用？我们不批评也不讨论。

反正告诉你七天一个生死，有些人不一定七天哦！譬如大好人大善人没有中阴，这里一死立刻就到另外一个世界；大坏蛋也没有中阴，这里一死马上下地狱了。

普通像我们一样，说好人又不像，说坏蛋我不承认，这种人有中阴存在，不好不坏，七天一个变化。这个中有生命最多活到四十九天，就转另一个生命了。所以中国人死了要“做七”，这个中国文化已经流传了几千年，在民间流行好像迷信，实际上是个生命的科学。

讲到中有的道理，等于是我们的记忆；你看在座的人，年轻的二十几岁吧，老一点的年将半百，有些垂垂老矣，像我们这些老人已经不算了。你过去所作为的，你有没有回忆？都有。不过老了，痴呆了，想不起来了。

人到老了想的都是过去的事，现在你说的话，他马上就忘记了。你不要看他痴呆，照样有思想。所以有人问我，白痴有没有思想？我说绝对有思想，他的思想是限制在某一个框框中。等于说瞎子看见看不见？有看见。瞎子的看见不像我们的看见，他看见的是前面那个什么都看不见的，那也是看见啊！那么你说白痴也有思想，这个就是中有的道理。所以佛教没有说有鬼神有灵魂，因为那是另外一个生命。

再来人世间

刚才讲三世因果，六道轮回，归纳起来有六种生命大类，实际上是十二种的生命大类。以佛学来讲“有色的”生命，就是有形象，看得见，摸得着；“无色的”生命看不见，摸不着。照佛学的道理来讲，我们活在这个世界，其他的生命跟我们共同活在一起，过来过去都没有妨碍。其实鬼神灵魂在我们身上撞过来，撞过去，我们也从它身上穿过来穿过去，彼此没有妨碍。这等于物理的“空”的理论，或者是讲量子的变化一样，我们彼此撞过来撞过去没有阻碍。

同样的道理，中阴身有很多功能。所以有时候青年人谈恋爱，出去做了什么不好的事，我说你们小心哦！你以为偷偷摸摸在那里做爱，其实旁边不买票参观的很多很多，都是准备来投胎的。所以我说你们读儒家的书，曾子在《大学》中讲“十目所视，十手所指”，人起心动念不要有坏的想法及行为，有十双眼睛看着你，无形的；十个手指头指向你。这是儒家讲的，很严重。

我说曾子还讲得客气，照释迦牟尼佛的理论，你的所作所为，旁边看着你的岂止十双眼睛！所以中国讲道德的修养，有一句成语，不敢“暗室亏心”，在黑暗的房间里，自己的思想都不敢乱，就怕亏心。这是旧的东西，但是这些东西有科学意义在内。

然后讲到男女做爱精虫与卵子结合的时候，会不会一定成胎？刚才介绍过，不一定。有时在中间就死亡了，这些精虫没有一个可以赛跑到尽头的。有时候女性这个卵子下来以后，因为她的身体不健康，也没有用。同时精虫卵子两个结合不一定能成人，没有灵魂的加入也不能成胎。

我经常谈到这个问题，还有人写信来问，现在克隆（复制）人，拿个精虫来或者拿个细胞来，在玻璃管里面，也要这个中阴参加才生成人。如果没有这个，它就变成植物性的动物，有感觉不能思想。所以佛说男精女血，精虫卵子凑拢来，加上中阴进来，叫三缘和合，才能够变成一个人身。

当然人身为什么变女人？为什么变男人？为什么变成高的矮的？为什么变成病态？为什么长命？为什么短命？为什么他的运气这么好，我就那么苦？为什么他有功名富贵，我怎么贫穷一辈子？释迦牟尼佛讲得非常详细。一般人看了好像是宗教麻醉，一个真正研究科学的人一看会出汗，真的会出汗，因为这是如此的科学，这是生命的来源。

风和气脉

我们刚才研究《黄帝内经》这个气脉，先由七啊、八啊开始，还没有讲到内部。印度这一套《甚深内义根本颂》所讲的，比我们《黄帝内经》，还要详细得多。可惜我们唐宋以后，包括中医界有名的金元四大家，江南的徐灵胎啊、叶天士啊，包括福建的陈修园等，都没有摸到这里；尤其现代我们跟西方医学、解剖学结合，更没有碰触到这里，太可惜了。

我希望你们年轻学医的同学，要立个志愿，这种学医不是做医生了。以前我们的观念就叫这个是学医理学的人，是医生的医生，研究生命的原理。过去的医学院，德国的，英国的，都有医理学这一科。现在没有人肯学医理学了，因为现在学医的目的不是学医，是学赚钞票。不管你们诸位是不是这样，我看到这个太可怕了。学医的人真的要有一种菩萨心肠，一种济世救人的精神，而且不怕贫穷，不怕艰苦，那才是真正研究生命科学，真正的学医。

好了，我们现在回过来，他说一个胎儿三缘和合才结胎，七天一个变化，所生出的脉，我们现代人喜欢把它叫神经，但不是神经。佛家道家讲气脉不是神经，是气路，一条气的路线。后来我们中文翻译用肉字旁这个“腺”，还勉强可以代表。

神经是神经系统，脉是腺路的系统，而且这种腺路的脉，像中医讲风而不是风，是道家所说的气（炁）。但也不要搞错了，不是空气的气哦！是能量，生命的能量，代号叫作气，《黄帝内经》上叫作风。

《黄帝内经》后面会讲到风，“风善行而数变”，它转动得很快，不是吹的风哦！是一种能量的比喻。又如《黄帝内经》上说“邪风”，你以为风都不能吹吗？不一定。我们身上内外都有风，所谓邪是我身上不需要的侵入来了，叫作邪风。其实风没有邪正啊！像昨晚《庄子》所讲的多一根指头少一根指头一样，邪正是很难分的；我们生命中不必要存在的，都叫作邪，这个观念先弄清楚。

胎儿成长

胎儿的生长第一个七天生起来的脉，并不是以这个脉为主。我的话逻辑很清楚，我现在是讲暂定第一个七天生起来的就是中枢神经的脉。他讲脉是什么？中枢神经也可以解剖的，我们的背脊骨这个骨节，一节一节连起来，中间是一条空管。把背脊骨里头解剖了，分析起来有三层，硬骨头里头有软骨，软骨里头有一种液体，液体里头还有空的，那个是脉。所以脉是跟气、跟水一起结合的。

那么我们人体上呢？整个的人体百分之七十是水分液体。拿我们《易经》的八卦来讲，风水叫“涣”，散开了。所以第一天起来是这样。这个中脉所发生的以脉为主。我们正在研究《庄子》，我已经讲过《庄子》内七篇，其中讲庖丁解牛的时候提到过“缘督以为经”，以中枢神经为基础。背脊骨为主叫督脉，一切生命都是从这里先发展。

譬如我们的神经以背脊骨为中心左右交叉，过去晓得是交叉，与量子力学的变是一样，是一个变化的形态；还有一个变化形态在神经。所以密宗画了很多的图案叫作曼达拉，曼达拉梵文翻过来就是道场。反正是图腾的标记，是图案，有些三角形，有些四方形。譬如我们生命的关系到处都有三角，你看自己身上画一画，我们三角多得很。我们两只眼睛下来这样叫三角，到处是三角。整个三角兜拢来是四角方的，整个方的变成圆的这么一个身体。你们画的图，一条线这样交叉也是一个图案。密宗很多的画很好看，曾有人对我说，老师啊，我送你一张曼达拉，西藏买来的。我说好。这是科学的，科学的图案，但是他们当成宗教崇拜。

中脉生起来是在第一个七天，以后七天一个变化，七天转换一个气，换句话说是生命的能量转变。由入胎到婴儿生出来，三十八个七天，每七天的变化是一个气化，能量变换了，名称都不同。印度同我们《黄帝内经》讲的又不同，太详细了，包括每个转化生出了多少脉。譬如讲人体上脉的路线，由足趾头到头上，依肚脐为中心散开，这是粗的来讲。

所以你看密宗很多佛像的图案，画得很科学的，不是迷信。为什么科学的东西变成宗教的迷信呢？我们中国人懂，孔子在《易经》里告诉你，“圣人以神道设教”，其实没有宗教，宗教是人建立的。所以禅宗有两句名言——“魔由心造，妖由人兴”，什么叫魔？什么叫鬼？什么叫神？都是唯心的。谁做的？是人造的，盖个庙子，雕个木头在那里，这是菩萨，这是土地公，你不信就出问题。其实哪里来的？心物一元的，科学的，所以他的图画是这么一个东西。

从肚脐以上到胸口，你看画的佛像，我们中国塑的佛像大肚子坐在那里，这不是真的佛像。西藏画的佛像，那是真的，三围均匀，不管男女，工夫到了一定是这样。这是气脉的关系。肚脐以上到心脏这里，刚才讲研究中医，风大这个气这里是下行气，不是上行气。老年人便秘，假定你用药用错了，给他泻得太厉害，把下行气泻完，老人很快就死了。所以死亡以前肛门会打开，下元的元气空虚了，下行气没有了，所以死亡。

第三堂

身体中的脉轮

喉轮 生死关

清洗内部

顶轮通了真乐

《黄帝内经》说风

不同业报的人

身体中的脉轮

刚才讲到印度的气脉之学，也就是医学的根本，由肚脐以下的这一节，翻译成中文叫变化轮，又叫“脐轮”。有六十四条脉向上，与向下的心脉八条，两个雨伞一样那么盖起来。我们人都是从下部生的，这个是生命的特点。如果研究佛学，我们这个欲界的生命，多半是从下面生。但是欲界里高一层的人，不是女人生的，而是男人生的，而且是从男人头顶生。所以假使我生到那个地方，愿意做女人，因为男人还有生孩子的麻烦。不过并不必怀孕，一动念就生了。那个不要谈了，牵涉太多了。

讲医学，你看中年人走路，腰以下都有问题了，已经差不多了。换句话说是死亡开始的消息来了，所以对于养生要特别注意。我们中医的营养学家是根据“四象五行皆藉土”，肠胃就是五行中的土。在金朝、元朝、宋朝这个阶段，所谓北方的金元医学四大家，有人主张注意肠胃；四象五行是用《易经》来讲的，“皆藉土”是与土有关，也就是先把这个肠胃照顾好。

另一句“九宫八卦不离壬”，就靠这个肾水，大家以为是腰子这里，不是的，是先补脑。所以补肾等于补脑，腰子只是连带关系，光是腰子没有用。这是我了解的学理，对与不对，大家研究，因为我不是学医的，讲错了不负责任。现在还是介绍印度佛家的气脉与医学，这是说到下面的变化轮。

肚脐上来到胸口心窝下面这个地方，是“心轮”，心轮也叫作“法轮”。所以我们年纪大了，背驼起来了，腰弯起来了，胸口这里鼓了起来，这是讲生理部分。至于灵魂变成的精神部分，我现在还没有介绍。

这个心轮的脉，大的只有八支。所以我们的心脏拿出来解剖，实际上粗的是八瓣，像莲花一样。不讲细的。严格拿死人来解剖分析，这个心轮，不是心脏，我们讲唯心的心也不是指心脏。心脏是整个供血供气的中心。

心轮八瓣叫作法轮，这个心轮如果打开了，人就非常愉快，非常爽朗，心境也会很大。有些人思想很注意小地方，那是心脉闭了。所以学禅宗讲大彻大悟，英雄气派大，是心轮很大，打开了。这一层的宝盖叫作法轮，是佛教的名称，是有关情绪思想、健康方面的，很重要。这是法轮的一层。

反过来向上这一层呢？心轮以上叫“喉轮”，喉咙很重要，包括气管、食道管。这里粗的脉十六支，倒过来的雨伞一样，向上面走。喉结这里是生死关。不晓得你们青年医生看过没有！我不是医生，但是老朋友多，有些老朋友要死的时候，实在受不了，就要我去见面。一般学道的人不肯接近病人，因为病气过来很难受。可是我这个人，过去经常有些特别的老朋友，临死以前念我。譬如，前两天北京一个医生，临死以前他太太打电话来，说他不行了，躺在病房里什么都不知道，只知道上海南老师，上海南老师要来看我。我告诉他太太，你去买一盒安宫牛黄丸吃下去试试看，我不好讲死马当活马医，这是前两天的事。我这是说明心轮不打开，心境多忧郁，多焦虑，心轮闭起来是很麻烦的。

喉轮 生死关

到了喉轮这里更要紧，喉轮是生死的关，这是十六条向上的脉。我们摸这个喉的地方，道家根据解剖，不是解剖，是推测，叫十二重楼。所以有时候打坐坐得好，自己有甘甜的口水流下来，这叫玉液琼浆，可以返老还童。现在西医也知道，自己静定下来的口水，有一种甘甜的味道，道家叫甘露。常常流下来的人就健康，而且不会有消化不良的毛病。道家这个十二重楼，密宗叫这个是喉轮。如果喉轮打开的人，没有什么烦恼，思想方面比较清爽。所以打坐修定这里气脉一定要打开，对男人更重要；至于医生怎么用药，我们再研究。

因为这里打开非常重要，所以学印度瑜珈的人，洗喉咙洗胃，我们都洗过。你们学印度瑜珈求健康长寿，先告诉你洗胃的方法：把那么长的纱布，干净的，消毒水处理好，咽下去，很野蛮哦！咽下去以后拉出来，其臭无比。我们这个胃，喉咙以下食道，比那个馊水桶还要臭。学瑜珈每一两天要洗胃，使肠胃里没有脏的东西，这是印度一种医学。

清洗内部

还有一种洗鼻子，我也洗过。李素美花了很多钱请印度的瑜珈大师来教，大家学了也不做。每天早晨起来叫你喝杯盐开水，再拿壶来灌水洗鼻子，左鼻同右鼻的影响不同。我们当年没有那么讲究，就是拿完全干净的水，从鼻子吸进去。哇！那个脑痛得不得了，尽量向脑里面吸，从嘴里吐出来。几次习惯以后就不痛了，也不刺激了。因为脑的里面很脏，所以学瑜珈的人这些都要清洗的。

我们中国人没有做过，听着很稀奇。其实除了洗鼻子、洗脑，七窍都要洗过，才健康。外加前后阴就是大小便之处，每天九窍要洗得干干净净，这是练瑜珈的人要做的。YOGA，现在叫作瑜珈，古代佛教旧的翻译叫“相应”；我现在给你们翻译成“感应”。我们人跟空气跟自然互相的感应。等于庙子上菩萨前面写“有求必应”，互相交感，有关连；这是增进健康的方法，再加上锻炼身体的姿势，配合呼吸法。

关于喉轮这个脉十六条向上，到头上就麻烦了。刚才跟你们介绍这个喉轮叫“受用轮”，生命的享受。我们人有许多思想不通，或者有自闭症、忧郁症，实际上最重要的，你们诸位医生去研究，是吃东西进去，食道管不干净。如果食道管干净了，自闭症、忧郁症就没有了。

食道管是什么东西呢？我常常做比喻，像玻璃杯泡牛奶，牛奶喝完了，玻璃杯上留了一层白色，你不洗三次五次，玻璃杯就不透明了。我们食道管及下面的肠子，也像喝完牛奶的杯子，脏得很，所以学瑜珈的人，一定要把这些洗干净的。

这个健康同医学有关哦！我向你们报告，我所谓报告，你们就是我的上级了！我是下级向你们报告。这样说，等于有一次学生讲“老师你向我建议”一样的没有文化。我问那个学生，你叫我向你建议，我是你的部下吗？你命令我吗？他说老师不是啦。现在年轻人都是这样说话，实在没有文化。要对爸爸说指示我吧！教训我吧！这样说才对。所以现在没有文化就乱用辞句。

现在还是回过头来，向你们诸位建议，很重要的建议，这个食道、胃也可以用药弄干净，也可以用气功弄干净，都是有方法的。

顶轮通了真乐

上到顶轮麻烦了，顶轮三十二支脉，都是粗的讲哦！前面讲过了，大家注意到了吧！整个的身体有七万多支脉耶！现在只讲大体的网络。顶轮的脉叫大乐轮。他为什么用一个轮字呢？是梵文的翻译，藏文也这样翻，所谓轮就是“这一部分”，“这个部位”，等于这一圈的范围。这个脉如果打通了，可以与外面相通，智慧就打开了。所以有忧郁，或思想不通的人，是脑出了问题，或者脑神经不通；这三十二根脉通了，永远是快乐的，永远非常的快乐。

这四个部位报告完了。脐轮、心轮、喉轮、顶轮，这四个轮有明显的腺路，在所谓三脉七轮中，另外三个是眉间轮、梵穴轮及海底轮。由于这三个部位腺路不明显，故有密宗说法为三脉四轮。眉间轮在两眉之间，可以看到一个人的思想精神。我给你们做个比方吧！勉强来说，我眉间轮这里明亮一点，所以比你们痛快一点。你们仔细看看，也检查一下自己。这个眉间轮这里，像唱戏的那个状元、宰相、白面书生这里一个红点，就是在眉间轮这个地方。

头顶上离开四个指头的地方很重要，叫作梵穴轮，开了以后可以与天人相通。譬如讲光学的研究，我们的身体也在放光。以物理来讲，万物都在放射，我们的生命也在放射影响别人，别人也影响我们。我们放的光现在用仪器可以测到。我跟吕松涛讲，如果找到这部机器，赶快采购来，就可以测验我们所放的光了。

我们的光就是像画的佛像那样，我们人站在那里，两手伸开有多宽，一圈下来的范围，光就有那么大。如果你身体有毛病，或者思想不对，呈现的光线就不同了，这是现代医学科学的一个发明。我们《黄帝内经》也讲到这些，只是没有这么明显。印度的医学讲生命的来源，讲气脉由入胎讲到这里，很明显。所以梵穴轮的光明与思想念头有关，如果人经常这样低头，这样思考，就是普通讲垂头丧气，已经差不多完了。

我们中国有一句话形容年轻人了不起的，形容他的神气，好像禅宗有句话“举头天外看，谁与我一般”，就是说他的脉打开了。当然现在你们很可怜，读书读得气都不太轩昂，气被两个近视眼卡住了。

对不起哦！这也是我的经验，年轻人真可怜，书没有我读得多，虽然我没有你福气，年轻时在很小的蜡烛光下读了那么多书，但是并不像你们那样近视。而且，我坐在这里不需要转头，两边过来我都看到了。你们戴着眼镜只看到前面，这就关系到生命科学了。所以这些都要自己锻炼回来，或者用药物，高明的医生可以用药物把你拉回来，还非回来不可。这是讲梵穴轮。

海底轮在肛门跟生殖器官中间的三角地带，如果家里有婴儿，把婴儿两条腿分开就看到前阴后阴中间的三角地带，这里叫会阴。学密宗道家，讲气脉叫作海底。这是一个脉轮，这个脉与后天生命来源是密切相关的。这就是三脉七轮，这个身体的气脉。

《黄帝内经》说风

刚才讲的印度医学，也就是佛家所讲的医学，这是脉轮外形；那么气呢？刚才我提到气，气就是风，叫作风大。《黄帝内经》中提到风，但是一般把风当成外风了；不是的，这个是代号。所以佛教有句成语“四大皆空”，地水火风叫四大，大的意思是这一大类、一大堆啦，所以叫作四大。实际上是五大，地水火风空，这是五大。

这个空不是理念上的空，是有形的空。譬如我们看这个地方没有东西挡住就叫作空，这是物理的空，空不是没有东西。地水火风空五大，是说生命具备了这些东西，所以风大是一个代号。道家或者中国医学把那个叫作气，风大就是这个气。空气也是风大，我们身体内部，生命第一个重要的维持是风大，是气，没有气就死亡了。但是四大要平衡，地水火风要平衡。

所以你读《黄帝内经》看到风字，不要认为衣服穿好、被子盖到就没有风，你被子盖三层里头还是有风。风是无孔而不入的。《黄帝内经》就说“风善行而数变”，它乱钻的，行就是钻进去，它没有空间。拿空气来讲，我们修好了房子，墙壁阻碍风进不来，你说水泥墙壁里有没有风？当然有，它一样透过来。所以我们晓得气和风是这个样子的。

风在身体中，又分五行气；上行气向上走，是自然的，不会到下行来。假设上行气到下行来，是不行的，它们两个路线不同，轨道不同。下行气向上走也不行。左边的是左行气，右边是右行气，这是印度的分法。我们分左右阴阳，中间腰围一带，我们叫带脉。所以奇经八脉，腰围一圈的中行气都要打通。不通的话，生理生命就不平衡。这个五行气是这样的，还要配合火大修法。这是讲生命形态，介绍了印度的医学，也就是佛学的医学，这个课题还没有完，还要第二次补充。

不同业报的人

再回过来讲，生命很不容易，成了胎儿以后，有些人的业报，没有出生就胎死腹中了。所谓业报是什么？佛学认为，你前生所有的思想、行为，所作所为累积的成果叫业。所以佛说一个生命来得很不容易。有些人流产了，或者胎死腹中，或者九个月快出产门的时候死亡，或者生出来立刻死亡，或者不到一百天死亡。所以这就讲到，你们懂得医学，晓得阴阳八卦的，算这个人六岁行庚，八岁行庚，几岁以后才算成了人，很难有把握，业报就是这么一个道理。

生命是业报来的，所以一个生命不是完全遗传，我们中国人有一句老话叫"一娘生九子，九子各不同"。我们很多朋友，一个妈妈生了十几个，兄弟姊妹个性不同的很多啊！我在台湾的时候，有一个老太太屏东人，身体好得很，生了十四个。所以我在台湾师范大学教课，有两个人结婚，女的学国文的，男的学教育的，要我证婚，都是好学生。我跟那个女学生讲，你大概怕生孩子吧？她说，老师说我怕生，我生八个给你看。后来生了六七个，她认为生孩子是快乐的事，这个思想当然不同。

在生命中，兄弟姊妹的样子不一样，遭遇不一样，命运不一样，健康不一样，一切都不一样。是谁做主的啊？有个上帝吗？有个阎王做主吗？真正的佛学告诉你不要迷信，一切唯心造，是自己造的，生命的主宰还是自己，是自己的前因后果的因果报应。

所以，真正的佛学讲因果报应并不是迷信的话，而是一句很科学的话。你昨天骂了人家，当时人家对你笑笑，心里已经有了仇恨，有机会他一定会报答你的，不会客气。这就是因果，这就叫作业。所以魔由心造，妖由人兴。因果报应，生命来源就是这样的。

那么真正的生命也同《黄帝内经》讲的一样，那个生命有灵魂来入胎，那个就是我们的思想，叫作神。这个神是无形无相的，现在医学只讲脑，其实不是脑。以佛学的观点，我们的脑是身体的一部分。所以佛学讲眼耳鼻舌都在头上。这个身是什么？由脑到每个毛孔都是属于身。这个神是神志意识，不在脑里；神志意识通过脑起作用，存在身体内外旁边都有。至于有多大的范围，就很难讲了。不过，刚才我讲光的道理是这么一圈，意识也是这么一圈的范围，所以人有时候有灵感，这个灵感莫名其妙一下加进来，但是又看不见。

能够成为一个生命，神和气很重要。道家讲精气神，什么是精呢？刚才已经讲过，不要认识错了，全身的细胞、能量，都是精，精气神要合一。然后研究《黄帝内经》，知道如何对付气脉，看准病情再去用药，这样的医生就会有很高明的手法了。

第二讲

四月二十二日

第一堂

《难经》 三玄之学
我读《黄帝内经》
偷练武功
弃武学医
更年以后的生命
阴阳 易理
卦是什么
生命的卦变
子时 子月 子年
掌握生命的活子时

我们这一次讲的题目，是科技大学朱校长给我定的，就是“生命科学与《黄帝内经》”。这个主题千万要把握住啊！我不是医生，也不是科学家，也不是哲学家，什么都不是，只是个读古书出身的老古董，现在老了还在玩这个的老顽童。这不是开玩笑的，只是叫你们观念弄清楚，我不过顺便带领大家认识一下我们自己的固有文化，以及其中有关生命科学的问题。

《难经》　三玄之学

一般学西医或者学科学的，对于《黄帝内经》根本不大承认的，大概医学院也只是粗略地提了一点。你们年轻学医的，可能也没有好好研究过这本书。事实上，这是中国文化最重要的一本书。

其次，有一本书你们学医的大概更不注意的，就是《难经》。大家看到《难经》更觉得是迷信的，或者随便给它加一个伪科学的名号，真是错误的观念。

上次我们讲到《黄帝内经》的第一篇《上古天真论》，就是有关生命的来源，因此引出了很多的问题。有一位大医师，也是大教授就提到，他说《上古天真论》这个观念，是不是从修神仙的道家书上来的？我说不对啊！因为按照文化发展历史，是先有《黄帝内经》的，后来才有了道家这些书。这种工夫，这种学问，现在日本也很流行，叫作内观之学。日本人还有一派认为这是日本的，你们中国还没有。我就笑，内观就是中国道家的旧名称，也叫作内视；读了《黄帝内经》以后，你慢慢就可以看出来了。

中医里头有关生命科学的，有好几本书是比较难懂的，《黄帝内经》还好办，《难经》最困难，因为大家不懂《易经》的原故。当然《易经》《难经》都比较难，尤其对你们现在的年轻人，这的确是很难读的书。所以我现在是带领大家提起注意，如果注意得好，再配合印度佛学讲的生命科学，这样一来，我们中国在二十一世纪自己就创出一个生命科学了。大家不要听到科学两个字就吓住了；尤其现在一般学科学的，把旧的东西都叫作伪科学，认为是假的。

我说这根本弄错了，科学是没有真伪的；换一句话说，科学开始都从幻想来发展的，它本身就是假的。所以什么古代是伪的，现代是真的，这种评论在逻辑上站不住的，这是第一点。第二点，上次讲了《上古天真论》产生好几个问题，刚才讲的是历史文化五千年演变的问题。其次，《黄帝内经》几乎同中国三玄之学关连在一起，所谓的三玄之学，在中国文化思想上非常重要。

什么叫三玄之学？就是《易经》《老子》《庄子》。这几本书与后来印度文化佛教经典也有密切的关连。譬如我们翻译佛经，很多名词都是借用这些书上的，这个要特别注意。除了

《易经》《老子》《庄子》外，最重要的还有阴阳五行之学，就是诸子百家之中的一家，所谓阴阳家。如果阴阳之学不懂，《黄帝内经》或者《易经》就不懂，当然也无法读下去了。

我现在讲的这些话，都是一条一条不成一篇文章，也不连续，因为时间来不及，只能给你们提要点。

我读《黄帝内经》

回转来讲，我读《黄帝内经》时只有十三岁。十三岁我已经教书了，因为家里办一个小学，为了使我对外国文化有补充，请了一个日本留学的老师教这个小学。这个老师住在我家里，也教我，实际上我们都去教小学，所以我那个时候也站在台上教书了。

这里顺便讲一个故事。当年我们派去日本的留学生，老一辈的都是秀才，已经有功名。我们那里派出去留学的有三个秀才，读书很了不起，回来却变成无用的人了。后来我才知道，日本人看到中国优秀的人才，就想办法把他弄得没有用。所以这个老师一边给我讲课，一边犯羊痫风歪过去了，流口水人事不省。把我吓坏了，赶快叫妈妈！我父亲也在，对我说："孩子，不要怕，等一下他就好了。"好了，给他洗把脸，他又讲课了。

他吃素学佛，回来以后虽然变成一个无用的人，可是学问非常好。他给我讲课时，一边摆着一本《金刚经》，一边是《黄帝内经》。我就好奇，什么黄帝？看了这两个字搞不清楚，认为就是国家领导的皇帝。我就去摸，说："老师，你的书我看看好吗?”所以读了第一篇，就是上次讲到二七天癸至等等，觉得很好玩，那个时候开始接触到《黄帝内经》与医学。

偷练武功

我还有一个老师，因为我小的时候喜欢练武功，自己关在书房，没有老师，偷偷地叫人到上海买了许多武术的书，现在都没有了。当时那些书都有插图，古的著作，大约二十世纪的初期吧，很了不起。我就在楼上书房里自己按照图案练武功，想做侠客。有一天读完了书，照那个图案，一跳挂在梁上，两条腿倒转来勾着，好像侠客飞檐走壁。忽然一下掉到地上，嘣的一声，我父亲在楼下听到，上来问:“出了什么事啊?”就看我倒在地上。

“哦，你在练武功啊!”看了挺心疼，唉!我也叫不出来，只流眼泪，父亲拉个椅子坐下等我。这是医学了，尤其老年人、小孩子，跌倒了，他没有哭出来不要去抱，也不要扶他，跌倒马上去扶起来就受伤了。注意哦，你们将来做了父母，一定要知道这个常识。老年人更要注意，跌倒了，你还给他拍背，这样一来，会死人的。这都是医学的道理。

所以我父亲当时，也不来扶我，看我动了一下，才伸一只手把我拉起来。他说你要练武功，不是这样的，书上学不会的。然后他把穿的长袍一解开，就比给我看，哟!原来我父亲武功很高啊!他打得很好啊!但是，中国的教育是易子而教，自己的儿女不自己教，交给朋友，请他教。如果不易子而教，是会有问题的啊。所以做父母不要把孩子盯得太紧，易子而教才好。

后来，父亲给我找一个老师林伯伯，是当地的名医。这个林伯伯不教人，我不晓得他武功那么高。他穿个长袍，走出药店是个白面书生。他不肯教人，我父亲找他，没有办法，只好夜里来教我。我父亲还叫邻居的孩子四五个，陪我一起练武。

弃武学医

林伯伯说，你学这个干什么啊？现在你武功再高，抵不住一颗子弹。练身体可以，最好学医。然后跟我讲范仲淹的话，年轻人立志，不为良相即为良医。这是范仲淹年轻时的立志，不做一个治世的宰相，就做医生。出将入相跟做一个名医，功德是一样的。所以父亲说，你晓得吧，范仲淹说的，不为良相即为良医，你读医书吧。

我讲这个故事，是因为差不多连着几个月，我就读《黄帝内经》了；这跟当时年纪轻是有关系的。我看做医生好可怜，做名医更可怜，一天忙得没有自己的时间，把生命都付出去给病人了。所以我一辈子看医书，不敢做医生；一辈子写毛笔字，不敢做书法家。那个书法家写的字很好，临死的时候，家里堆的都是给人家写字的纸。我想写字是自己有兴趣，还给别人做玩物，给写字做奴隶，不干！所以不写字。

学医也是这样，可是这位老师逼我很紧，叫我背药。譬如甘草，味是甘的，甜的，一条一条写下来。他那么有耐心地教，写了十几张条子，让我在睡的帐子顶上贴一张，起来床前面贴一张，厕所贴一张，住处贴一张，看到时就要念。当时只有这样啊，别的办法没有。

这个故事回转来就说明，读这些东西，记住没有用，只能做个医匠，不算是医生；因为只学了技术。至于医理呢，从这位羊痫风的老师，我才看到《黄帝内经》完全是讲医理。这一次跟你们讨论，你们诸位都是大医生，中西医的大医生，我们讲的是医理学，是生命的科学。上次讲过以后，好几个人向我提问题；所以我再做一次说明，希望大家听了之后研究，不要离开了这个主题。

更年以后的生命

因为讲到《上古天真论》生命的来源，一下子引出来读《黄帝内经》的故事。当时我只有十几岁，就在怀疑这个天癸的问题。几十岁以后，不是现在哦，中间我已经感觉了；女的十四岁第一次月经来，古代说法不是完全统一的，百分之九十八准确；然后七七四十九岁月经断了，现在医学叫更年期，是到了年龄身体的一个变化。

这里也产生一个问题，有一个同学已经听偏差了，认为女人七七四十九岁，没有更年期的话，这个生命就不对了。不是的，人有第二重生命，第三重生命，这么延续下去。甚至，这个就是中国的生命科学。我常说，你们西方没有，欧洲美国全世界没有，你们只讲两个科学——生与死。活的就是一个人，死了以后，不晓得等到哪一天，上帝开庭了，你们的灵魂再到上帝前面受审判；好的上天堂，坏的下地狱。西方的宗教就是这样两个，中间没有，全世界都是这样子。

我们中国文化哲学，也晓得生死，可是道家认为中间有永生的；既然讲永生，就同你的上帝一样，永远活着。全世界只有中国人有这样的文化，生命可以长生不老。你查查看，东西方文化，只有中国人讲智慧，讲长生不死。中国的文化太大了，否定了由上帝、阎王安排命运，完全是自己做主。

所以我们上次讲，女性七七四十九岁月经断了，生命还继续。当然还有些人，我几十年接触到的朋友的太太啊、老人家啊，有六十岁还没有断月经的，还会生孩子的，我都碰到好几个。你说这个医学上怎么解释？这是第二重生命，当然有它的道理，但是我们现在没有讨论到这个。

再说，男人以八来计算，《黄帝内经》第一篇谈论这个问题。八八六十四也好，七八五十六也好，这个时候是男人的更年期。肩膀这里都僵硬了，现在叫作肩周炎还是什么病，各种名称很多；血压高起来了或者低，有人问为什么有这种变化。

阴阳　易理

刚才我讲了，这个是科学问题，你必须要懂得阴阳，懂得《易经》。讲到《易经》更麻烦了，因为要懂得象数之学。《易经》是三部分，理、象、数；实际上五部分，我现在只好花点时间，大概介绍一下。

“理”是哲学的，完全哲学的，这一部分很重要，《易经》讲宇宙天人之间的原理，是哲学的科学。第二个是“象”，一切的现象，宇宙万物的现象。“数”，这个里头包含最高的数理学，还不是一般的数学。譬如学医，现在研究是医理学；所谓数理学是数学哲学的科学。《易经》的理、象、数是大要，这三部分不得了啊。

所以我劝一般要跟我研究佛学或《易经》的年轻人，你们千万不要上当！因为这两门学问比科学还难，千万不要随便学佛，钻进去爬不出来，埋没了一辈子。可能其味无穷，所以误了一生，什么都没有了。万一一定要学佛，学《易经》，顶好学一半就不要学了，那是其味无穷！如果学通了的话，人都不想做了，因为天下万事都知道了，有什么意思啊！所以这两门学问，告诉你们不要碰。

你能看通《易经》的理、象、数这三个，就很厉害了，已经包含了科学的、哲学的、宗教的、数理的，都有了。此外再加两个字，“通”“变”。学《易经》，学问要学通，也要知道一切都在变的道理。所有的学问都归到《易经》，都通过去了，知道宇宙万有生命的变化，就是那五个原则。

所以《黄帝内经》讲，女性二七月经来了，用天癸两个字，男性是二八，才长成一个男人。为什么用这个癸字呢？这是古代天文学，把最复杂的天文浓缩成几个字，也就是符号代表。现在看起来很迷信，因为你不懂，所以就认为是迷信了。其实它是科学的，最高的科学结晶，非常复杂。科学发展到顶点就变成最简单的了。所以学《易经》还有三个意思，叫作“简易”，学通了并不困难，非常简单；“交易”，宇宙万事彼此都有互相关连，交叉的变化；最后一个是“不易”，有个本体论，不动的，以不变应万变。

“不易”是宋代的易学家加上去的，原始是变易、交易、简易，很简单。这是大概介绍一下，因为同学几方面有问题来，为了二七、二八这个数理变化，因此我才介绍大家研究生命科学来源。问题在我们《黄帝内经》中讲得很好，但是必须要配合印度的医理学。所以上次跟大家提了印度医理学的三脉七轮，这一部分非常复杂，好在跟中国的看脉路数虽不同，但是相通的。

所以，不论研究学问、打坐修行、成佛，如果三脉七轮、印度的瑜珈等这一套学问没有搞通的话，很容易变成精神思想错乱。这不是宗教或迷信，而是个大科学。

今天，我把上次讨论的问题综合起来说明一下，不一个一个答复了。譬如我今天讲《易经》八卦的这个图案，又譬如上次提到这篇《上古天真论》，我们从娘胎生出来，就是一个卦象的图案，叫作乾卦（䷀）。这是中国字，叫作画卦。

卦是什么

你注意哦，这个里头学问很深，画六划叫乾卦，这就叫画八卦。几十年的研究过程中，曾有人问我，甲骨文上有没有八卦？甲骨文比较早了，我说上面有点点，那个点点，在上古点一下就代表了卦。这个图，乾卦代表天，也代表生命的本来。刚才讲理、象、数，所谓卦象，实际上是用图案做代表的，一个文字都没有。我们不讲复杂了，这个乾卦，这个卦画在这里，就是卦象，有六爻。

爻字是什么意思呢？爻者交也，阴阳的交叉就是这个爻。所以我们交通的交字，在乂上面加个六，就是这样来的。这是交也。六爻呢，看作是一个卦，上面三划叫作外卦，也叫作上卦或外卦。下面的三划，叫作下卦或内卦。一个卦分上下，也分阴阳。我们人，在娘胎里构成人形，生出来在没有定性以前，则属于乾卦。

以《易经》来讲就有意思了。这个卦，这个现象，就告诉你天地万物一定在变；像你们做事一样，假设做生意，资本凑拢来开个公司是乾卦，开了公司以后已经变了。开始做生意，第一爻开始动了，由阳变成阴，把这一划中间切断，卦象就变了。外卦还是乾，生命的本体；下卦这一动，由阳变成阴，就变成巽卦（☴）。巽是风，代表气动了，生命的能源动了，这个卦叫作“天风姤”（䷫）卦，所以八八六十四卦是这样来的。今天不给大家讲《易经》的课，因为太麻烦太复杂了。

但是画了这个图案说明什么呢？还是《黄帝内经》二七、二八这个问题，七七八八。所以我们中国人许多话都是从《易经》来的，比如说这个家伙乱七八糟。卦变所指八卦，一件事变到第七个位置，叫游魂卦，第八个位置叫归魂卦，这是拿八卦来讲。第七游魂，第八变成归魂，回到了本位。现在用的是画六爻不画八卦。上面两个代表天地，不动了，只有天地以内的变化，所以只有六爻在动。这个也很奇怪，现在科学发展，譬如说，声、光、电等等，一个规格都没有，只有化学的图，这是西方来的新科学啊！化学的图表差不多到达六十四卦，其他都还没有透彻。这句话是顺便说一下的。

生命的卦变

刚才讲第一变，就是说女性的生命二七天癸至，这个整体开始变了，男性在二八十六岁开始。女性到了七七四十九岁时，整个的六爻变了，由乾卦的天，完全的阳爻，变成排列相对的阴爻了，叫坤卦（☷）。这样讲蛮吃力的，我想你们听得也蛮吃力的，因为我讲的已经转了好几转，我怕害得你们越加复杂，就不好了。

由乾卦的生命，刚才讲到更年期，这个生命算是完了吗？没有完，后天的生命可以重生回来，所以坤卦就是后天。假使一个女性，更年期以后，虽然月经没有了，可是生命的本能还在；如果懂得方法保养，调整，坤卦阴极阳生，下一爻又开始变了，这个卦就变为“地雷复”（䷗）卦。我们讲光复、恢复，就是从《易经》的八卦这里来的，生命是可以重生的。

你们一定有人看道家的书，医学的书，其中有个代表生命重生的说法，拿时辰代表的话，就是子时。中国人一天分十二个时辰，一年分十二个月，每一天每一月都有数字、有现象。十二个时辰的第一个是子时，子、丑、寅、卯、辰、巳、午、未……这个大家应该都知道吧？现在教育还有吧？如果学校书本上没有，在家里还有听来的吧？

子时　子月　子年

子时是第一个时辰，一天十二个时辰，就是中国古代宇宙运行的一个规则。所以古文上常用到一句成语“二六时中”，两个六就代表一昼夜。一个时辰等于现在的两个钟头，我们现在是下午五至六点，是酉时。夜里十一点零分开始到凌晨一点，叫作子时。

我们古代，一天的开始就是子时，我们常问人，你多少岁呀？属老鼠还是属狗啊？这一套，现在全世界流行了，连问外国人也是如此。我属狗啊，我属马啊，无形中全世界都在推广。为什么十二个时辰用动物来代表呢？又是一套科学的学问了，不是开玩笑的。所以子时是阳，在十二生肖是属老鼠的。

宋朝有个易学大家，叫作邵康节。你们现在喜欢算命的就知道，他那是很高明的，也是道家，也学佛。邵康节有一首诗讲子时，子时是阴阳分界的地方，他说子时“一阳初动处，万物未生时”。所以你们学佛，学道打坐，修到一念不生阳气来了，就是一阳初动处，万物未生时。一年之中的冬至，就属于子月，他的诗说：

冬至子之半　天心无改移
一阳初动处　万物未生时

“冬至子之半”，拿一年来讲，冬至那一天，是回转来开始生长。我们冬至时，过去大家吃汤圆啦，过冬至农村人很重视，因为阳气正要开始。“冬至子之半，天心无改移”，这是本体论，不动。“一阳初动处，万物未生时”，学针灸的有个子午流注的方法，大家学医的应该知道。子午流注就讲天地之间固定的一个运动，活的子时，是把天地运行的法则用到你身体上来。所以人老了，阳气用完了，可以使他重生起来；这是中国修长生不老补充生命的一种方法。

掌握生命的活子时

上次提到七七四十九岁，女性的更年期，大家注意，这是更“年”期哦，不是更“命”期哦，你的命还是活着的。当年龄时间转变时，道家产生了一套修养方法，配合了佛家的；如果真正地加以实行，则不管男性女性，都可以返老还童，可以不只活一百岁，几千岁也可能。据说是如此。这是自己重新培养起来的，不靠外力；但也有药可用，不过这不是普通的药物。这套理论，在《黄帝内经》里只提了现象。

所以读《黄帝内经》，如果没有融会贯通，实在不愿意读下去，不晓得讲些什么。如果你懂得了以后，才晓得里头包含了生命的科学，学问之大难以言喻。更年期以后，如果都做到用活子时修养身心，是可以返老还童的。

照我们学佛的所讲，活子时就是随时做到无念，随时念念在清净圆明中时，就是一阳初动处，生命可以回复，返老还童，长生不老。这是道家的神仙提出来的壮语，非常雄壮的，也是其他各国的文化都没有的。

我这番话是解答上次听课后许多同学提出来的问题，只能把它浓缩下来简单答复。

第二堂

干支五行的意义

十二生肖

五行中的动力

肾与脑的关连

什么是肾气

宇宙生命的起源——水

我们下午讲到解答第一篇《上古天真论》的问题，这与生命科学是连起来的，还要再加补充。这一篇先提到生命的修养问题，因为它属于医药部分，上次没有完全讲完，只提到生命的成长，男女以七、八两个数字计算。

第一篇里是讲到人，以黄帝本身来说，他没有死哦，历史上讲黄帝活到一百岁，骑龙而上天。这个看起来是神话，但在我们读古史的一般看法，认为黄帝代表了不死之神；也像这里提到的一百岁，人是可以有百岁为标准的寿命的。

干支五行的意义

我们这两次课只解决了一个数字的问题，什么女性七七四十九啊，男性为什么不用七而用八，以及天癸两个字。这就是中国古代的文化，是科学的。再说天干、地支、五行，都是中国上古的科学，现代人因为不懂而轻视了它。现在变成好像迷信的东西，因为把精美的科学只用来算命，看风水了，所以给人看不起。

刚才提到地支十二个代号：子丑寅卯辰巳午未……我想大

家都知道吧。天干十个字，五行分类也分阴阳。甲乙丙丁戊己庚辛壬癸，甲乙是木，丙丁是火，戊己是土，庚辛是金，壬癸是水。

为什么叫金木水火土呢？又是个代号。物理世界坚固的东西，矿物质之类的，用金做代号。木呢？生命不会断绝，永远发展不已，这个属于木。大家都读过一首白居易的古诗吧？

离离原上草　一岁一枯荣
野火烧不尽　春风吹又生

草木的生命，秋冬以后就没有了，但是春天重新成长。这代表了生命生生不已，永远没有死亡，只是表面上有死亡而已，所以用木来代表。火是热能，生命没有温度，没有热能，冷冻起来就死亡了。水当然更重要，譬如这个地球百分之七十是水，我们肉体生命也是百分之七十的水。所以，金木水火土，它只是个代号。

这就是我们上古的，也许不是几千年或一万年的上古，而是上一个人类史浓缩的科技精华流传下来。这个十天干的干字，是繁体字，也是简体字。干字是干扰的意思，不是树干的干。我们这个地球外面的生命，金木水火土，包括月亮太阳，在古代天文叫七政，很重要的。太阳月亮不讲了，所以这十个是五行的天干。五行是地球外面的五星，金星、木星、水星、火星、土星，我们现在晓得是物理的。万物都在放射，我们生命也在放射，地球也在放射，彼此放射都有干扰，所以叫作天干。天文上的五星，现在都还存在，彼此都有关连。

地支就不然了。地支十二个，子丑寅卯辰巳午未申酉戌亥。这个支不要加木字旁，是支持、支撑的意思。天干是这样干扰，地支是自己放射的支撑，地支同太阳、月亮放射的系统有关系。所以学《黄帝内经》，学中医，必须要搞清楚；尤其学中医针灸的原理，更要搞清楚。刚才提到针灸子午流注的方法，要用活子时，人的身体内部的活动同宇宙、太阳这个星球的法则是一个原理；也就是说，它的动能是同一个原理。所以必须要弄清楚。

这个地支的阴阳和五行性质，又跟天干相互结合并影响。天干，外星球的放射功能影响这个地球，等于外界的一切影响我们身体一样；我们本身的放射也影响别人，影响外面，互相都有关连有影响。地支的金木火水土属性，也要了解。你们诸位假使研究中医生命科学的，最好记得住，能了解一下，尤其年轻的能背来，不要去追问理由啦，先把它背好你自然就知道了。

亥子是水，寅卯是木，巳午是火，申酉是金，那么中间有四个呢，辰戌丑未这四个属土，这是属于五行。顺便有趣地说，你们学了也许有用；我说也许有用，是替我们老祖宗谦虚一点。（众笑）我认为绝对地有用。

十二生肖

中国固有文化，我刚才也提到过，这十二个地支另一个别名，是拿动物来代表，叫十二生肖，恐怕在座的人多半会。这个肖字就是小字下面一个月。现在简体字很滑稽，把姓萧的也改用这个肖字。古代儿子写信给父亲，是自称不肖子的。如果我们照一张相片，叫作肖像。这个肖字代表像不像样的意思。所以儿子写信给父母，自称不肖之子，就是说比爸爸妈妈差，不像你那么好。这是儿子的谦虚。

简体字闹了很多奇怪。像吃麵的麵，就用这个“面”，我们是吃麵，不是吃自己的脸，不要面就变成不要脸了。（众笑）这个简体字令人啼笑皆非。

十二生肖，也代表年代，每年有一个动物的代号。没有时间细讲了，这牵涉中国古代的天文，中东阿拉伯、印度的天文也都相通的。简单地告诉你们，这也是从阴阳来分的。子属老鼠，属阳的。丑属牛，是阴的。寅是虎，卯是兔子，辰是龙，巳是蛇，午是马，未是羊，申是猴，酉是鸡，戌是狗，亥是猪。子是阳，丑是阴，接下一阳一阴，一共六阴六阳。这个同我们生命科学没有多大关系，顺便讲一下。

五行中的动力

回转来我们认识五行的道理，金木火水土，为什么叫五行？注意这个“行”字，行就是动力。宇宙万物永远在转动，没有一刻停止的，停止不动就是死亡了。所以生命永远是活的，因为动力的原故，这是五行。

介绍了这个以后，我们再来读这篇《上古天真论》，到现在还在这个里头转，因为里头问题蛮多。黄帝问，人生下来为什么衰老？回答就讲，人生下来，以女性讲起就很清楚，十三四岁第一次月经来，七七四十九岁月经停了。然后讲后面还有没有生命呢？有啊，它本体生命不是四十几五十几就停掉的，生命还是延续，变换一个形态而已。

黄帝又问，过去的人，基本上是活一百岁。我们现在讲基本没有问题，其实基本都有问题的啊。又问七八十岁的人会不会生孩子呢？他说会啊，但是生出来的孩子寿命不会超过七八十岁。这个问题放在这里，因为现在科学研究认为不一定。不一定的道理并不是说我们上古这个文化不科学，而是说那不是通例，是偶然有的。古人讲得更有意思，更迷信了，说八九十的男人和五六十的女人，两个生的孩子，站在太阳下是没有影子的。古人像这一类的故事很多。

为什么人到了几十岁，头发白了，牙齿掉了？尤其你们诸位眼睛容易近视。本篇首先说到生命来源，诸位都看过原文了吧？本篇有“肾气衰竭”，我们身体上有两个腰子叫作肾，属于肾气这一部分。由于肾气衰竭，所以生命能力不强了，头发白了，牙齿掉了，人也老了，这是本篇里头所讲的。这就显现出大问题了。

我们读了古书，再看到今天科学的发展，有智慧的中国人，应该更对古书深刻了解，可是我们反而认为自己的文化过时了。我们都是黄帝的子孙，太对不起祖宗，太笨了，书也没有读通，这是值得省思研究的。我这几句话，对不起，没有在骂人，只有四个字，“语重心长”。话讲得很严重，意思是提高我们自己民族的智慧与学养。要多注意，今古都要通，所以做学问只有四个字，不管你学医啊、学科技，就是要“博古通今”。知道古代，也知道现代，更知道将来，这才叫做学问。

肾与脑的关连

现在我们提出肾的问题，如果普通学医的读了这一篇，就想到心、肝、脾、肺、肾，那完全没有对。譬如说中国有些药说补肾，其实补肾就是补脑，肾跟脑连在一起。读医学要特别注意，如果认为只是补肾，那是个大笑话。现在很明显啦，一个人肾坏了，洗肾或者换一个肾也可以。像香港一位朋友，是女的，名字一下记不起来了，女儿肾有毛病，她把自己的一个肾给女儿。我说你真伟大，假使我儿子缺一个肾，叫我给他，我说我还做不到。

所以读到这个肾，如果认为是腰子问题，那样读中国医学的书，尤其读《黄帝内经》，那真是，我用上海话讲，"咄弗要咄啦"。没有用，影子都没有，书完全读错啦。所以刚才我提出来，中国药补肾的，也就是补脑的。

《内经》讲肾气，这部分最重要，叫荷尔蒙，中文翻译叫内分泌。内分泌很多种，脑下垂体的内分泌、淋巴腺的内分泌、胸腺的内分泌，肚子上面还有青春腺的内分泌，再下来，肾上腺的内分泌，一直到男女生殖器官的这个路线。西医讲内分泌非常重要，这是一个系统。这个内分泌的东西在中医书上，就与三焦有关。我的话只给你们做参考的啊，我又不是医生，你听错害了人，我可是不负责任。（众笑）

三焦对于人非常重要，是气和水升降运行的通道。生命最重要的来源，第一个是肾；不是腰子，可是也是腰子，包括生命来源的最初的重要位置。后来的《难经》，又把它分为左为肾，右为命门。所以我们中医把脉，左手是心、肝、肾，右手是肺、脾、命门等，究竟怎么来的，都值得研究了。

黄帝问到生命的来源，人可以长生不老，起码活一百岁，为什么会衰老？为什么死亡？第一个问题在这一篇做了答复，文章很简单，所以我们不做深入研究，马虎地过去。据我所接触到的年轻大夫——医生古代称大夫，大夫是皇帝前面的医官，我们年轻的时候看到医生，不管中医西医，都尊称大夫，现在人都叫医生、医师；换一句话说，工程师、医师、律师、会计师，这个职业的称呼就不那么恭敬了。还有一些在外面不挂牌的医生，背个包包，到处卖药，我们叫他走方郎中。郎中也是官名，比大夫次一点的职位，也是尊称。这是顺便介绍一些与医学有关的知识。

什么是肾气

再说为什么肾气那么重要？回转来讲就与五行有关了，就是刚才我开始讲的。那么，这些接连下去都了解了，就是病也可以自己治了；后来又演变成道家神仙之学。神仙之学认为我们的生命里有个药，不用去外头买的，都是自己有的，只是你不晓得用，就是本身具备的上药三品，精、气、神。如果自己懂得，则寿命、健康自己就可以把握。世界上有形的药都不行，要想求得长生不老，只有这“上药三品神与气精”。

我引用这个是说明所谓肾气，就是精气。一般认为精就是男女性行为所排泄的那个精，那只是精的一部分，而不是全体。古书道家医学上所讲的精，就是我们全身的细胞，这也就是肾气。

为什么那么讲呢？因为上古认为，人的生命跟天地宇宙是一体的，所以，道家讲人的身体就是个小天地、小宇宙。我们小的时候读这些相关的医学书时，比喻说喉管到食管到大小肠，等于我们中国的黄河；膀胱、输尿管小便这个系统等于中国的长江；我们的头等于中国地理的西北，两只脚到广东、福建。这就说明我们的身体是个小宇宙，整个的宇宙像是人的一个身体。

这个问题也很大，研究生命科学，这个话不是白讲的，很多学问都跟它有关连。年轻人要做学问的，今后要在新的途径发展，要中西汇合，把科学、宇宙、文化连接起来。不然就是蛮笑话的，中国文化变成不是东西了。

关于肾气，我们观念里大概有了一个答案了，现在再回到中国文化五行的天体论，有关宇宙的生成。这个宇宙究竟是怎么开始的？过去希腊哲学家、科学家，印度的哲学家、科学家，乃至中国的都争论过。认为这个宇宙开初时是水的，希腊有一派，认为是唯物的水，当然希腊有些哲学家认为不对。印度有一派也认为是水，水火同源来的。这是上古关于生命天体的研究理论。

印度的发展同我们的五行一样，认为是地、水、火、风、空同时来的。这是说物理世界，没有讲精神世界；因为思想精神，是另一个道理了。中国认为形成物质世界的第一个也是水，这就叫作阴阳五行了，又是个很大的问题。

学这些最好会背，可是，我们小时候读这些书不想背，因为太没有理由了。尤其像我这个人喜欢文学的，叫我背那些不合文学的话很痛苦。比方说中国讲阴阳五行，天一生水，地六成之，都是数字哦。地二生火，天七成之；天三生木，地八成之；地四生金，天九成之。

那配合上呢？画一个圆圈或者一个方格来配，古人叫配，就是把这个公式用另外一个公式来套上去，套这个十二地支。一、六是亥子，属水，三、八寅卯木，就是刚才念过的那么来配，二、七巳午火……就是这么都要记得配合上。

配合说明什么呢？亥子是一、六水，为什么叫天一生水呢？现在只用来算命看风水了，大家偶然用它。不过一般人不深入，就可以马马虎虎不重视，那是不对的。

宇宙生命的起源——水

这个宇宙太空里本来是空的，没有这个地球；地球生命的形成是一股动能动起来，这股动能的力量，在印度叫作风，中国叫作气。其实风和气中国两方面都用。风和气不要听错了，以为真的有个风，有个气；其实就是能量。虚空中这个生命的能，忽然一动，形成地球物理的第一个是水。这个水在我们人体方面属于肾。《黄帝内经》中的天癸属于癸水，就是有关生命的来源。

刚才我所引用乱七八糟一堆，再合拢在一起，你就明白上古阴阳家、天文家，讲五行的、讲干支的，配上阴阳，到身体里头都是同一个原理。所以本篇里讲天癸，讲肾气，就是从这个道理来的。

所以生命的来源要想补回去，就要修了。道家的神仙之学一定懂得医理，不过这种书你们没有看。汉朝第一个写神仙传记的，名叫刘向，是有名的史学家、文学家。其实司马迁在《史记》上就承认有神仙。不过，司马迁提到神仙，几句话就把它排开了，因为很难讨论。《史记》上写到这些古代的神仙，就是《列仙之俦》，“其形清癯”，每个都很瘦。不晓得司马迁看过这个神仙没有。而中国人画的八仙，只有汉钟离是个大肚子，胖子。

司马迁写了《列仙之俦》，后来刘向写了《列仙传》，是中国道家神仙的全部记史，可靠不可靠，不知道。如果你读了那些书啊，会读得神经病了。不过，我虽然读了很多，好在我有没有神经病现在还没有检查到。不过我是相信这些古书的，若有假的话，大概三七开吧；有三成说得太过分了，七成关于生命哲学是真的。所以关于天癸的问题，因为上次讲课以后，有人提问题，到现在才解答。

关于这个天癸，我现在大胆地假设，这属于内分泌的问题，内分泌同三焦，都是很重要的。所以学神仙的讲，女性要想用功修道，达到返老还童长生不老，必须要在四十九岁更年期以前修成。修成功之后，那比父母生的形象更漂亮。所以古人讲修神仙，要赶快下手速修，就怕太迟了。

男性呢？超过五六十岁再来打坐修道，想维持生命健康长寿，怕太迟了。说怕太迟也不太迟，万一过了年纪界限来修，不必怕太迟，只要加两倍的工夫，一样可以做到，就看你决心如何了。

这个是中国文化里关于生命的一种科学理论，千万不要轻易骂它是伪科学啊！至少你听听也好嘛。

第三堂

黄帝问道广成子
黄帝与广成子对话
神仙境界的人
黄帝的领悟
最少活百岁的方法
乐观恬淡的人生

黄帝问道广成子

下午讲到神仙生命之学，临时想起来这个与生命科学有关的，现在插进来一段，也是黄帝的故事。历史上讲到黄帝没有死，骑龙上天了。在《庄子》外篇里，有一篇是《在宥》；宥就是解放了。譬如写信给得罪了的朋友，最后说“吾兄见宥”，希望你原谅。所以这个宥字，佛学叫作解脱，解脱就成佛了。我们现在的文化有些字也来自佛学，叫解放了，从牢里头放出来，升天了。

关于黄帝问这个生命的道理，《在宥》中说：黄帝立为天子十九年，对不起，青年同学，只好帮你们断句了；我们过去读书是没有圈点的，自己句子圈不下去，就不要读了，要自己动脑筋才行。现在给你标点，还加读音，搞得大家都不用脑筋了，所以也没有思想了。

“黄帝立为天子十九年，令行天下”，就是说政治很成功，命令下来，整个天下统一。

“闻广成子在于空同之上，故往见之”，古人原文用空同这两个字，现在就是甘肃崆峒山，听说那里有位老神仙叫广成子，所以黄帝就去拜见他。

你们年轻的不知道有没有听过广成子，我们年轻时对他很熟，因为看过小说《封神榜》。广成子手里有颗翻天印，他那个印章一抛出去，天地都翻覆了，本事神通广大。其实黄帝真正的老师很多，也有好几个女的。他修成功一百岁升天的是受师父广成子的指导，这是《列仙传》里头的人。换句话说，你看到名字，等于看佛经里这个菩萨、那个菩萨，看到名字已经想到内容了。

什么叫广成子？就是无所不通。他的学问，一切都大成就，所以叫广成子。修道的人，自己什么姓李姓王的，都不要了，只用外号、代号，称为广成。换句话说，广成子代表中国文化最有成就的人，一切无所不通。黄帝听到广成子在空同山上，“故往见之”，黄帝去看他了，说：“我闻吾子达于至道，敢问至道之精。吾欲取天下之精，以佐五谷，以养民人。吾又欲官阴阳以遂群生，为之奈何？广成子曰：而所欲问者，物之质也；而所欲官者，物之残也。自而治天下，云气不待族而雨，草木不待黄而落，日月之光益以荒矣，而佞人之心翦翦者，又奚足以语至道！”

这一段，黄帝去访广成子，刚才帮忙大家读古文，下个标点。他说，我听说政治哲学最高的道理是统治天下，“敢问至道之精”。我们年轻的时候，看到老师，看到长官问问题，就说敢问。譬如我见到吕松涛吕老板，好像说不敢问，实际上就是敢问，是谦虚的话。

他说，我的目的，想“取天地之精华”——这是科学的哦。要利用科技“以佐五谷”，包括农业的发展，“以养民人”，为了老百姓。“吾又欲官阴阳以遂群生”，也就是以天文、太空、物理，帮忙地球的生命，这是我来看你的两个目的。“为之奈何”，应该怎么做法，故来请教。

黄帝与广成子对话

广成子一听，“而所欲问者，物之质也”，你想问的，是物质方面世俗的事情。“而所欲官者，物之残也”，你想管理这一切，是政治方面的，属于生命之残余，有什么了不起呢！

“自而治天下，云气不待族而雨”，他说你这样搞，是希望没有云就下雨，“草木不待黄而落”，树叶子没有黄就掉下来。“日月之光，益以荒矣”，你这样搞下来，把国家天下用政治的办法去管理，连资源——太阳月亮都会给你弄坏的。“而佞人之心翦翦者，又奚足以语至道！”佞人是不好的人，心理都不正常。对于这些人，怎么能说这些入世的大道理呢。

黄帝碰到这个老师，被骂了一顿，虽然没有讲：你出去，滚蛋吧！但是骂得很凶。

“黄帝退，捐天下，筑特室，席白茅，间居三月，复往邀之。”黄帝被批评了一顿回来，“捐天下”，不做皇帝，政治不管了。捐，就是放弃。“筑特室”，盖了一个特别的房子，上面都是搭茅草啦，自己闭关三个月，把心里这些思想，反省清理一下，再去看广成子。

“广成子南首而卧”，广成子头向南边、脚向北边在睡觉。因为南斗七星管生的，北斗七星管死的，所以他头向南边，脚向北边。黄帝不敢叫他，非常恭敬的态度。

“黄帝顺下风膝行而进，再拜稽首。”这就谈到古代的教育，师道的尊严，不像现在的学校，碰到老师，说我问你！手指头还那么一指，好没有礼貌！现在的同学们经常有这种事，我们只好说，不敢吧，那是挖苦他的；不过，同学们听不懂。“黄帝顺下风”，从他睡的地方后面，跪着用膝盖一步一步走过去，“膝行而进”，把头低下来叩头。

“而问曰：闻吾子达于至道，敢问治身奈何而可以长久?”上次挨了批判，被骂了，这次问的不同。古代称“子”，是个尊称，所谓孔子、老子等，他说我听说老师你，是已经得道成功了的，我现在不问天下，不管政治的事，今天来问的是，“治身奈何而可以长久”，这个肉体生命，怎么可以活得长久?

广成子蹶然而起，曰：“善哉问乎!”佛经上的善哉，是学这里的中国古书啦。广成子听了，本来睡在床上，一下子很高兴坐了起来。“善哉”，好啊！你问得好！他说那我就答复你。

“来，吾语女至道”，来，我告诉你，这个女字是汝字，古文汝字不要三点水。你不要看成广成子跟黄帝谈女人，那就错了。

神仙境界的人

“至道之精，窈窈冥冥；至道之极，昏昏默默。”广成子讲出一个修道的境界，什么佛家啊、道家啊、打坐啊，用各种方法，基本上工夫要达到一个境界，就是说思想不乱了，若有若无。“窈窈冥冥”，很难形容，眼睛、耳朵等六根，身体，都不用了。不是关闭哦，是自然清静。“至道之极，昏昏默默”，不是昏头昏脑，什么都不想，好像睡觉……我随便讲的啊，我没有得道，只讲中文。昏昏默默，等于现在人学打坐要到这个程度。这是第一句话，讲了一个现象，最初证入的现象。

“无视无听，抱神以静，形将自正。”什么方法都不用，眼睛不看外面，也没反过来看内部，内视，耳朵也不要管声音，只守一个神，你的灵魂。可是神是什么呢？是有关于脑的，要清静。“抱神以静”就是守神，不管气，不管身体。“形将自正”，你的形体慢慢健康起来。不是说身体变端正了，换了一个身体，我们现在讲是气质整个地变化。

“必静必清，无劳女形，无摇女精，乃可以长生。”重点就是说，你随时做到自己清静，很宁静，不被外物环境所扰乱。心一定要很清静，没有思想，没有思虑，不要做过分的劳动。重点是“无摇女精”，这个精，不是指男女关系的精，是整个生命的形体。有些注解，也是别本道书上引用的，不在《庄子》这一篇，有很重要的一句话，“情动乎中，必摇其精”，情绪一动，你的精已经摇动了，就像泡好的牛奶混浊了。“无劳女形，无摇女精，乃可以长生”，这样寿命可以活得长久。

“目无所见，耳无所闻，心无所知，女神将守形。”眼睛不看外面，耳朵不闻外面的声音，心里头无知，就是说，一切的思想要宁静下来。这个时候，你的灵魂——神，守住你的形体。我们平常一天忙碌，那个灵魂的神啊，都散在外面，都在放射。这个时候，你的神收回来，这样修行，生命的气质变化了，可以长生。

“慎女内，闭女外，多知为败。”“慎女内”，内在的思想清静。“闭女外”，对外物尽量地不要给它骗走，转动了。“多知为败”，思想越多，知识越多，烦恼痛苦越大，都把生命消耗了。他说如果你照这样做，“我为女遂于大明之上矣”，你就会超过太阳日月以外，超越天体物质的。

“至彼至阳之原也。”到达完全纯阳之体，没有阴了。所以我们中国唐朝有名的神仙，叫吕纯阳，就是至阳之原的意思。

“为女入于窈冥之门矣，至彼至阴之原也。”有时候我们普通人讲学佛的入定，什么都不知道，都在窈窈冥冥，空空洞洞，至阴的境界。

“天地有官，阴阳有藏。慎守女身，物将自壮。”“天地有官”，他说天地只有一个法则在管理这个宇宙的阴阳，只有一个物理法则在动。“阴阳有藏”，代表了明暗、阴阳，看得见、看不见的两面，都有规范的。“慎守女身，物将自壮”，保护你的身体及身体内在，生命则会永远保持自壮青春。

“我守其一，以处其和”，按我的道告诉你就是这样，空空洞洞这样修道，就在这些地方。

“故我修身千二百岁矣，吾形未常衰。”黄帝见他的时候，他已经一千两百岁了，他说我并没有衰老，就是这样活了一千两百岁的。这是历史《神仙传》所讲的广成子。

黄帝的领悟

“黄帝再拜稽首曰”，又磕头，“广成子之谓天矣！”

这一段引用，是补充下午所讲的《黄帝内经》，什么是活百岁，甚至于更长命的重点，这个就是肾气的问题；说明了肾气的作用就是这样。

《上古天真论》那么长的原文，不晓得诸位自己有没有看过、研究过，有朋友可以答复我这句话吗？有问题没有？这篇所讲的，再引用广成子所讲的话引申。再看《内经》卷一第四页最后一行：

“黄帝曰：余闻上古有真人者，提挈天地，把握阴阳，呼吸精气，独立守神，肌肉若一。故能寿敝天地，无有终时，此其道生。中古之时，有至人者，淳德全道，和于阴阳，调于四时，去世离俗，积精全神，游行天地之间，视听八远之外，此盖益其寿命而强者也，亦归于真人。”

这是黄帝提出的有关生命的问题。他说，我听说上古的时候，那些有修养的人，中国称他们为真人，也就是神仙得道的人。以这个名称看来，我们没有得道的都是假人。他说古代的神仙真人，本领大的，“提挈天地”，把整个的天地把握在手里。“把握阴阳，呼吸精气”，呼吸天地整个的精气。“独立守神”，他的念头永远是专一的，思想专一，超然而独立。

守神，把握自己生命最初的功能——神。我们普通说的灵魂是不足以代表神的。灵魂是神的阴暗面，看不见的，是反面的代表；神是真正代表生命阳明之气的。“肌肉若一”，所以它不会衰老。因此，他说古人做这个工夫，这个修养，“寿敝天地”，这个敝字，等于比较的比，意思是寿命可比天地。“无有终时”，没有终止。换句话说，天地毁坏了，他的生命才结束。天地是不会坏的，所以他永远常存。“此其道生”，因此道家叫这个是道，是宇宙的功能。

最少活百岁的方法

“中古之时”，这个不是现代历史学的中古了。黄帝距离我们四千多年，他讲的上古、中古，距离我们已有很多万年。“中古之时，有至人者”，比真人次一等的，“淳德全道”，道德非常高明。“和于阴阳，调于四时”，他的行为一切，跟天地阴阳、春夏秋冬配合。这个问题很大。孔子在《易经》上也讲到这个事，天地阴阳配合调于四时。“去世离俗”，出家人离开世俗，“积精全神”，专门去修持。“游行天地之间”，修成功了以后有神通，随便在整个太空里头活动，不要买飞机票，不要坐宇宙飞船。“视听八远之外”，没有空间、时间的限制，他有天眼通、天耳通，可以看到、听到一切，这种人叫至人。“此盖益其寿命而强者也”，这是由修道练身体来的，“亦归于真人”，也算是真人。

“其次有圣人者，处天地之和，从八风之理，适嗜欲于世俗之间，无恚嗔之心，行不欲离于世被服章，举不欲观于俗，外不劳形于事，内无思想之患，以恬愉为务，以自得为功，形体不敝，精神不散，亦可以百数。”

这是黄帝提出来的问题。其次，就是儒家所讲的圣人，“处天地之和”，不修道，不做工夫，生活于自然之间。“从八风之理”，不过注意冷暖气候的调整，注意卫生及个人身体的环境保养。“适嗜欲于世俗之间”，一样地喝酒吃饭吃肉，还有嗜好；换句话说，一样地抽烟喝酒吧！（众笑）但是有个条件，心理上没有仇恨人，没有发脾气，没有恼怒，绝对没有嗔恨的心理；在佛学里讲就是有慈悲心，有爱人的心。“行不欲离于世被服章”，所以呢，也不出家，同普通人一样穿衣吃饭。“举不欲观于俗”，但是他的行为略有不同，不像普通社会一般人，拼命去赚钱，拼命去做官，他都避开了。“外不劳形于事”，尽量做到生活恬淡、清静。“内无思想之患”，不但没有仇恨怨尤的心理，他的思想是非常宁静专一的。“以恬愉为务”，每天都是快乐的，人生是乐观的。

乐观恬淡的人生

讲到乐观的人生，那是非常重要的。我也常常讲，不晓得怎么搞的，我们黄种人有个特点，尤其中国人，都有一种讨债面孔的样子，态度也都很难看。我在美国的时候，有一个美国的朋友问我，南老师，你们中国人会不会笑啊？他问这个话的意思我懂了。我说对不起，中国人当然会笑！我们中国人看起来，好像是一种仇恨的面孔，原因是我们的教育跟你们不同。在美国，路上看到人都“哈啰”，说句你好啊，不管认识不认识，脸上肌肉拉一拉（众笑），这个是美国的教育。

我说我们中国的教育不同，小孩子路上看到人，如果喊一声喂！爸爸说：“死相，人都不认识，叫个什么！”（众大笑）我就告诉他，我们中国黄种人是这样教育出来的。的确如此，我们中国人见人都没有笑容，没有“恬愉”之颜，不是乐观的表情。尤其是在银行里，现在银行好一些，过去银行柜台的小姐，邮局卖邮票的小姐，你给她钱，她那个脸拉下来不晓得多长，很讨厌。

这里提到恬愉，学佛有四个字，叫慈、悲、喜、舍。这个喜很难，但是人只要一笑，整个脸上肌肉拉开，脑神经马上松了。所以学笑很有道理，大家都需要。“以自得为功”，自由自在地生活。“形体不敝，精神不散，亦可以百数”，有这样的修养，身体不会衰老，精神不会散失，病不医也自然好了。也不要怕睡不着，睡不着也不管了，一切恬愉乐观就好了。这样呢，他说也可以活一百岁。

《黄帝内经》这一整篇，都在讲人生的修养，哲学的修养，这一段是最高的人生哲学。所以说，人生的价值观，人生的修养，都在这个医学里头。我们普通把它当医学看，其实一切都通通包含在内了。

“其次有贤人者，法则天地，象似日月，辩列星辰，逆从阴阳，分别四时，将从上古，合同于道，亦可使益寿而有极时。”

再其次呢，比圣人次一等的贤人，也是有道德有修养的人。“法则天地”，他效法天地，不像我们一样乱来的，夜里当白天，白天当夜里。我们过去在乡下，没有电灯，天黑了就睡觉，天亮就起来，就是法则天地。“象似日月”，他的生活跟着太阳月亮，昼夜分明。“辩列星辰，逆从阴阳，分别四时”，他知道天文上的二十四个节气，春夏秋冬，应该怎么穿，怎么吃，都搞得清楚，安排得好。“将从上古，合同于道”，合于上古人，合于自然之道，合于修道的真人。“亦可使益寿而有极时”，有这样修养的人，寿命活得长，自己把握寿命可以到极致的年龄。

我们今天到这里为止，结束了上次开始的《上古天真论》，这个天真不是哲学的本体论，也不是什么物理的生命能源论，而是合于自然法则的生命的规范。所以我说《黄帝内经》不是医术，是医理学，由第一篇生命的科学这样开始的。下一次我们会挑选来讲，我提出了很多资料，准备抽出来跟大家研究，因为要详细讲这本书的话，一年也讲不完。所以大家慢慢要自己去研究才好。我不是医生，有许多医学上不懂得，你们不要听了我的话上当啊。

第三讲

五月四日

第一堂

关于《黄帝内经》的研究，我再一次声明我不是医生，也不懂医，但是我喜欢研究生命科学。要研究《黄帝内经》这个大科学，我们中国也有几位科技方面的专家教授，为了科学研究，为了中国文化，也在研究中医方面的东西，很有心得。昨天科技大学的朱校长，还有很好的意见给我，提到现在西方关于脑的科技研究，在医学方面的发展，都跟心理、跟中国文化有相关的结合，这类资料有很多。这是一件事，在我们上课以前先加以说明。

庄子也谈医

我们这两天也在讲《庄子》，实际上就是医学的课。中医出在传统文化的道家，同《易经》《老子》《庄子》有密切的关连。这几天讲的《庄子》，里头许多都是医学，等一下再报告这方面的理由。换一句话说，《庄子》是医心的，不管西医中医，都只是医身体的。心是个什么东西？思想情绪这个心很难医。

我在美国的时候，看到一个日本人画的中国画，非常好。

画的是中国大医师唐朝的孙思邈；他是神医，学佛学道，我们后世的《神仙传》上说他是神仙。你们学医都知道他的故事。最近国内出了一本书，叫《药王孙思邈》，写的是小说，但小说里头有真东西，不要轻易看不起了。像我碰到这样的书，也很仔细地看，对的就是对，不对就是不对。

所以我得到孙思邈这幅画，很有感想，就写了一副对联：上联是“有药能医龙虎病”，龙王生病了向他求医；老虎生病也向他求医。这是历史上医案里的故事，现在人听了不会相信，信不信反正是古人说的，但我是相信的。所以我第一句话是恭维他，“有药能医龙虎病”。下联“无方可治众生痴”，世界上哪个医生可以把笨蛋的头脑医得聪明起来？

所以我说老庄讲的内容，就是医药。所有思想病、政治病、经济病，各种病，在《庄子》里头提的非常多了，只看大家如何去研究。释迦牟尼佛的佛法，老庄以及《易经》都是治心的药，也是治心的方法。一般医生能够治身体的病，却不能治心。

譬如佛学里头讲，我们这个世界，叫“娑婆世界”。大概年轻同学喜欢研究佛学的都知道，“娑婆”两个字不念“沙婆”啊，念“梭婆”。在梵文翻译过来就是“堪忍”两个字。中文古代的翻译，是能够忍受的意思。这是讲什么呢？是说我们活在这个世界上，一切都在痛苦中；但是众生不知道，都习惯地把痛苦当成快乐。释迦牟尼佛赞叹世界上的人类众生忍受痛苦的功力很强，所以叫堪忍。

但是一般佛经不喜欢用这两个字，认为意义不能概括梵文的娑婆痛苦世界。有位科学家昨天跟我提到他所领悟的，譬如佛家讲的六道轮回（天、人、阿修罗、地狱、饿鬼、畜生），他认为一切都在人间，凭我们身心的感受，就可以了解六道轮回。这是非常准确的观念，也就是禅宗大师的观念，他一下就悟出来了。

医心病最难

其实我们身体上每天的感觉也在六道中。发高烧的时候，那真是火热的地狱，发冷的时候就是冰冻地狱的日子。我在台湾时，曾介绍一个病人去一个最大的精神病院，因为这个主治医师是我的好朋友。他说对不起，我要把病人关起来，坐牢一样两个手铐起来。我跟主治医师站在那里，两三百个精神病人，有些看到我笑，有些骂，有些跟我打招呼，各种各样。我说此时此地，不晓得谁是正常谁是病人。

这个主治医师说："完全对。他们有些讲的话非常有道理，好像我们没有道理，把他锁起来、关起来都不对。"我说："老兄，我看你也差不多了。"那个主治医师，从美国留学回来，是精神病权威。他说："南老师，一点也没有错，假使我有这一天，你要救救我。"我说："我都自救不了啊，哪里能救你！"

他说在美国留学的时候，分到学精神科，同学们在下面一边听课一边笑。我们这些外国同学，就问："他讲得都很对啊，我们要看现象，哪一个是病人啊？"美国同学说："在台上讲话的那个就是。"（众笑）可是这句话讲过了，我这个朋友主治医师不到五六年，自己真进了精神病院。

所以我告诉大家，真的能治心病的是佛家、道家、老庄，这是中国文化最高的。我们这两天讲《庄子》，其实是医学，医心病的；尤其学做人做事，可以说比孔子的《论语》还厉害，希望诸位好好去研究。尤其《庄子》里头多处提到医药方面。道家的思想认为，要真救这个有形的生命，只有三种药，我再提一下，“上药三品神与气精”。这是唯物的哦！精、气、神三样都是唯物的；但是它的根本是唯心的，这个里头问题都很大。

人老有药医

所以道家认为，人老是有药可医的。道家有个太极拳的祖师，那个神仙张三丰，他有名的一篇《无根树》，我已经提过了，再提一下。人的生命是没有根的，不像植物还有一个根，人没有根，浮的，所以叫无根树。中间有很多好的名句，“人老原来有药医”，老病有药医，这个药不是外药，道家叫作内丹、天元丹，也就是精气神。这个“上药三品神与气精”，不是普通的草木。这是讲《内经》顺便谈谈，因为很耽误时间。

我还记得有一个神仙医学书上说，“三英八石法空空”，三英八石不解释了，都是矿物质的药。像黄金、水银、硫黄、砒霜，这些都是毒药，道家炼丹吃的毒药很多。像我本身，差不多这几种毒药我都亲自试验过，砒霜我吃过，黄金吃过，硫黄吃过，那是很可怕的，准备吃死了就死了。不过我也很滑头的，每一次吃毒药的时候，把解药先摆在旁边，万一中毒了我就吃解药。所以要研究清楚。

三英八石，黄金这些东西，反正是石头，中药里头普通像云母啊、石膏啊，这些都用了。“乞活何须草木中”，我们要想活，何必靠吃草药呢？西药矿物质很多，中国药草木的很多。“我自炼心还炼骨，心头热血比丹红”，最难治自己的心、思想。这个思想、心的东西，都在老庄的书中。

《庄子》里头好多篇讲生命科学的问题，讲修养，讲学道。可以说，中国的禅宗、密宗都没有超越过它。第七卷的《达生》这一篇，更重要，是真正了解生命重要的关键，你们诸位将来有空慢慢看，最好配合《黄帝内经》去研究。

这位教授昨天提供给我的，现在脑科、脑神经的研究越来越发达。以前研究中医，中医讲脑的中枢神经十二对，向外发展，等于卫星的电脑，要配合二十四节气。脑的中枢神经与气脉有关，气脉的变化与气候很有关系，现在晓得，一个静坐有修养的人，或者修道打坐的，他脑神经起的变化，是可以测验出来的。不过现在科学研究只是做了一个证明，还没有彻底了解生命的本源，这一点大家要注意。

我当年在四川有一个学中医的朋友，非常有趣，我们经常笑他，但是也很佩服他；因为打坐做工夫的一碰到他，就抓你的手，摸一下，他说你今天没有打坐！你今天什么时间坐了一次，他都摸得出来。他很有一套，所以同学们都逃避他。

我带来的这一本《西药药品手册》，我也放在这里，都是全世界的西药，每年出一本。大陆有没有我不知道，台湾有，我每年都有一本。因为我西医的朋友很多，出来了就给我寄来，都很宝贵的。我就想到我们吕松涛“绿谷”，有没有编一本中药的药品手册。中国药的进化是学外国人，我这本只是带来给你们看。尤其现在学中医，也要注意西医，不过不要中医的本行没有搞好，又走西医的路线，两边都不成了，这一点要特别注意。

医是医 药是药

现在回转来对生命科学《黄帝内经》的研究。最近我听说这本书在学校里是选读的，我非常反对。中国过去读医书的，对于《内经》《难经》《伤寒论》等，非要熟读不可。这个读完了以后，再读那些开方子啊、怎么治病啊之类的。我们现在是讲医的理，《内经》里头不谈方子，药是归药。我们乡下人很好的名医只读两本书，那个真是赤脚大夫；一本是《药性赋》，一本是《雷公炮制》。你不要看不起它，我从小看到很多人都是懂一点这个，再把成方一背，他就会看病了。我们现在《黄帝内经》是讲医理，医是医，药是药，两个系统。《内经》上，黄帝问的是病理；而雷公是神农时代的人，那是研究药的，所以医、药是两条路线。

至于诊断又是另外一回事。《难经》是关系诊断方面的，也是最难读的，必须要懂《易经》了，而诊断的方法更不同。这些都是我临时想到的。我不是医生，也不懂医药，我自己活到现在，有病时，小病自己吃吃药，大病都是大医师救我的。所以听我的话不要听错了，我只教大家怎么读懂这个书，像研究国文一样。

我们只讲完了《黄帝内经》的《上古天真论》，就是讲修道，以及生命来源，但还没有详细讲。现在有人写一个传真问我，关于上次讲肾跟脑有关连。天一生水是肾，所以补肾的药大部分是补脑的，他听错了，就问肾跟脑怎么样？一个大问题，写了几条问我。我一看，我的妈呀，叫妈都不够，我的外婆呀，要答复他的问题，那是长篇大论。问问题很简单，他话没有听清楚，中国医学补肾同补脑有关系，但肾不是脑。你读完了《黄帝内经》，不必问我就有答案了。

神是什么

第一篇《上古天真论》刚刚讲完了，是生命的根源，讲肉体生命的；第二篇是《四气调神大论》，先注意题目，注意精气神这个神。神是一个什么东西？这就要研究了，这是跟脑有关系的，但神不是脑。

也有人讲学佛学密宗的，"精"在两个腰子到前面这一部分；"气"是胸口到喉咙这一部分；"神"在脑，这个对精气神的讲法，同现在西医研究脑的科学有些相像。但是精气神是不是这样？我认为有问题。如果是假定精气神的分类，可以；但并不完全。

我现在要讲的"四气调神"这个神，如果你要写博士论文，一切关于中西医与精神有关的神，如西医神经科、精神病、心理病，这些都是与神有关连的。这个神到底是什么东西？确实是个严重的问题。这是一个问号啊。所谓"四气调神"里头就涉及一年四季了。我们看一下原文。

春天该如何

“春三月此谓发陈”，第一句话不是说春天的三月哦，尤其不是阳历，是讲阴历。这是指春天的三个月。一年分四季，一季三个月。

请注意，我们研究东方的医学中医，也必须要了解印度的医学。印度一年只有三季，一季四个月，可是它的医理跟我们差不多，各有长处。我们的藏医用的是印度的医学原理。国家统一以后，有的藏医加上了中国医学的道理，这点需要注意。“春三月”是春季三个月，根据医学来讲，“发陈”就是旧的换成新的，陈旧的发散了，变成新的；也就是说生气来了。

“天地俱生，万物以荣”，我们的身体与天地的气候配合在一起，以道家的观念讲，人的身体是个小天地，整个的天地只不过一个人身。这是旧的天文科学研究跟人体配合的观点。春天是生长的季节，万物欣欣向荣。下面我们只要念下去，重点地讲。

说到养生，还有一件事告诉大家，《黄帝内经》有个主要的观念，与道家讲的相同，生命重要的是养生，保养，不是卫生。西方文化讲卫生，是消极的。卫是保卫，防御。养生是积极的，把现有的生命再加培养，自己来培养。这里讲的是养生学，不是卫生。但是怎么养生？下面讲到春天应该如何，只不过我们人现在做不到。

“夜卧早起，广步于庭”，早晨起来多运动，我也常常告诉许多学禅的运动家，尤其现在人，学武功的，学禅的，白天没有时间，晚上到公园到树林，打拳练武功。我说你不要命啦！什么意思呢？夜里在公园山林里，吸的都是碳气；因为草木到了夜里放出碳气，早晨起来放的是氧气。结果非要夜里去练不可，真的有意思！这个需要懂得啊。

“被发缓形以使志生，生而勿杀，予而勿夺，赏而勿罚”，古人头发都是绑起来的，最好是散开，给它生长。我们人同动物一样，春天也脱毛，秋天也脱毛，动物也春秋两季换毛的。我们身上也是一样，大家没有注意。所以这个时候“以使志生”，使你意识精神来了。“生而勿杀”，医学同政治有关系，不要杀生。“予而勿夺，赏而勿罚”，对于生物世界，只能够施出去，不要罚，不要杀生。你们都晓得秋后算账，对不对啊？为什么呢？中国以前的法令，就是犯了重罪的，除非很严重的，很少当场处理的。判决以后，一定等到秋天处决，就是根据气候时令，因为春天不准杀生，所以“秋后算账”是这样来的。秋天到，该杀头的才会杀头了。以前几千年的帝王政策，说春天是不杀的。

所以古人有两句话：“劝君莫打三春鸟，子在巢中望母归。”春天的鸟不准打，因为小鸟正在窝里等着母亲回来喂呢！中国文化天人合一这个道理，同气候是有连带关系的。

“此春气之应养生之道也”，这是关于春天养生，是这样一个情形。

肝受伤了

“逆之则伤肝，夏为寒变，奉长者少。”这就要读古文了，你看它多别扭，讲的什么话！其实是它当时的文字，简单明了，把言语变成文字，浓缩里头的意义而已。这几句话，“逆之则伤肝”，春天是生长的时候，所以叫你头发也打开，心境也要好，什么都好，夜里早一点睡，早晨早一点起来，身体要这样保养，还没有讲到心理状态。

如果违反了这样的生活，肝容易出毛病。春天属木，木主肝。你听到肝出毛病，现在的医学以为自己有癌症了，其实是肝气受伤。肝气是个什么东西？这就是中医跟西医不同了。后来西医一来，第一个反对中医，说中医乱讲，说肝在左边，解剖了，肝明明在右边嘛。我现在还承认肝在左边，是指肝气；身体的神经交叉的、发动的地方在左边，就是说肝气还是在左边。

所以我们看中医的把脉，心、肝、肾在左边，肺、脾、命门在右边。不是搞错了，没有错，它是讲肝气的来源。气脉都是交叉的，上下交叉，左右交叉，这个网络是这样的。所以你违反了春的自然法则，肝会出问题。我们发脾气、忧郁的、内向的、受委屈的，都伤肝。后面有关心理方面的，《黄帝内经》都有，心理跟生理要配合研究才好。

春天讲到肝的问题，其实我们整个的气候一个冷一个热，春天渐渐由寒变成暖和，到火力很强的时候就到了夏天。所以我们中国讲历史只有春秋两个。春秋是最好的，日夜时间持平，二十四节气里面，春分、秋分的时候，可以乱穿衣服。春天气候温暖过了以后，就是热度高了，是夏天来到。

“夏为寒变”，夏天怎么会寒冷呢？这是说夏是寒冷的相对。“奉长者少”，生长的时候少，春天才是万物生的季节。

下面马上就讲到夏，现在只提一个纲要。

四气调神，就是我们讲天人合一，生命与气候中间的变化。我们常常看到中医里讲邪风，或者是邪气。这个邪代表什么？哪有个风是邪的？哪个风是正的？当我们生命健康的时候，本身那个气是正的；不健康的时候，气就是邪的。医学告诉我们有寒则畏寒，身体里头有寒的，特别怕冷，感觉外面的风冷得不得了，这就叫邪风。正邪是本身的立场加以分别的。

夏天该如何

“夏三月，此谓蕃秀。天地气交，万物华实，夜卧早起，无厌于日，使志无怒，使华英成秀，使气得泄，若所爱在外，此夏气之应养长之道也。”

春生夏长，这是讲夏天这三个月当中，“蕃秀”，植物春天种下去，一直成长到夏天，这是最漂亮的时候。夏天“天地气交”，这是古文那么讲，因为我们的生命靠三样东西，日光、空气、水。温暖的地方会生长，寒冷的地方就是死亡。“万物华实”，所以夏天是生长最重要的时候，万物繁华漂亮。那么，夜里早点睡，早晨早点起来。“无厌于日”，无厌是什么？不要过分在太阳下面活动，避开一点日晒。“使志无怒”，在心理的修养上少发脾气，怒是发脾气，换一句话说，心理上对人对事宽容，不要有怨恨的心理。“使华英成秀”，等于让大地上的万物成长茂盛。“使气得泄”，这里头有个问题啦，夏天怎么叫泄气？这是《易经》讲“消息”，成长的时候就开始死亡，当你死亡的时候即开始成长，这是一消一息，所以生命到了最漂亮的时候就要完了。

《庄子》内篇告诉你方生方死，方死方生。婴儿生出来以后，到第二天，这个婴儿已经比昨天老，三岁的婴儿比一岁老，生生死死很快地在变化。所以《庄子》也引用孔子告诉颜回的四个字，“交臂非故”；生命的道理，一切的道理都很无常，你我两个对面走，你过来我过去，两个膀子一靠，已经变了，都不是现实的你我了。

所以夏季要善养自己的意志，无怒，阴气就可以发泄出去了。“若所爱在外”，这个时候人的思想情绪都喜欢向外面，都喜欢放射出去。“此夏气之应养长之道也”，四气调神就是讲这一套。没有讲怎么调，只讲什么夜睡早起，什么不要发脾气之类的调神的道理，所以它没有讲医学，只讲养生。但是你懂了养生的原则去看病，就看出病因来了。

医病先看相

《黄帝内经》的前面提到过望闻问切，望是眼睛看的，就要晓得看气色了。我们的脸上，春在东方（指左颧骨），夏（指额），秋（指右颧骨），冬（指下巴），中（指鼻子）。肝在春天这一面；夏，心脏；秋，肺；冬，肾脏；中间脾胃。所以我们说，就要懂得看相了。

哎哟，你老兄鼻子这里长一颗痣啊！判断你可能有痔疮，或者是外痔，或者是内痔；因为鼻子中央管脾胃肠道，属土。所以，学中医的话，这一套先要学会。而且气是气，色是色，气色是两回事。

有人一进来，如果你学过中医气色论，一看已经知道他的问题了。不但如此，还包括了运气问题。如果做生意的话，一脸的黑气，或者发青的气（指右颧骨），一定倒霉，不但蚀本，最少是手边调不动了；严重一点还打官司，坐牢。或者反过来，也可以看要升官发财的。气色怎么看呢？里头告诉你，这个色容易看，气你就看不出来了。

学医的时候，要练眼神，我们过去学，也是这么看，要你在人睡着没有亮光时，用蜡烛在脸上一照，不准洗脸就看出来了。这一套学问一大堆。所以学医先学望，眼睛一看已经知道了一半，等到把脉，那是最后的事情了。我刚才讲方位里头的气，我常常告诉年轻学医的，你要懂医学看气色，多去看京戏，京戏有脸谱啊。像那个张飞一出来，这里黑的，额头这里白的，白的代表脑子里头的智慧很高，脾气很大，张飞一定有肝病，又会喝酒，所以一脸黑气。白面书生脸白，肺一定有问题，可是有脑筋，也有思想。那么演刘备、诸葛亮出来，没有脸谱，不化妆，看起来很平常；庄子说，看起来很平常的最高明。你懂了脸谱，就慢慢去研究气色，学医就懂得“望”了。

至于“闻”呢？听人讲话的声音、表情，已经知道病在哪里了。这是要做工夫去练的。然后再问哪里痛啊、怎么啦、几时发生的等等。如果你懂得的话，看到练过武功的人，他的病就有特点了。

所以有人说，哎哟，我腰脊椎这个地方忽然痛。你要晓得他的职业；他说：“我在工地里头监工。”“哦，你碰到东西啦？”“没有啊。”“你想想！”“哦，有，前几天。”他刚好碰到那个穴道。这就是“问”哦。

相术的奇妙

学医啊，太难学了！医学就是政治家的学问。政治家什么都要懂。望、闻、问，然后才来切脉。切脉还是最后一步了，高明的医师先看相。以前抗战的时候，在湖北四川的边境，碰到一个乡巴佬，蹲在地下做篾。篾字听得懂吗？编竹篓子的那个篾条，现在你们年轻人不懂了，就是蹲在地下编竹篓子。听说这人看相第一流，我有一个朋友，也给他看过，说真灵啊！

抗战时，他在海军，中国的船都被日本沉到长江里了，海军就归到陆军。他是海军出身的，人家看不起，他说在陆军像个小姨太跟在后面一样的，人家不理我们。我们很无聊，三个海军没有事做，听到这个看相的很高明，就上山去找他。他蹲在那里眼睛都没有抬，手还在工作。

第一个人给他看，“你很好，你现在大概是少校。”一下子就说对了。“你，三年以后做文官去了，不会做军人。”果然，这个家伙三年以后去做县长了。第二个一看，“你啊，官到了中校位置，上校都做不到。”我这个朋友是最后一个，他说：“你啊，上将军、总司令。”

这个朋友想我是北方人，又不是黄埔出身，是海军出来的，又不是浙江人，哪里有机会做官？所以听了就笑。但结果怪了，一个真是几年后当县长，另一个家伙他只到中校。他说，等我到了台湾当了“海军总司令”，已经是上将了，忽然想起这件事，就叫“国防部”给我查这个海军出身的人，一报上来有。什么阶级啊？中校。看相说我的准了，当“海军

总司令”，而且做上将；他还是中校，我偏要把他提成上校。（众大笑）

结果啊，他就查了很多资料，报功，说这个人应该升上校，上了几次公文，上面都批不准。最后我发了脾气，说，我一个“海军总司令”，虽然后来地位更高了，我连升个一级上校都升不上去！马上就公文给他顶上去，结果行了。发表上校那天，这个中校进医院死了。（众大笑）

为什么讲出来这个？你们做医生的，尤其学中医的，不是靠仪器哦！两个眼睛就是仪器！乱讲一顿，肚子讲饿了，吃饭吧。

第二堂

阴阳四时的影响
二十四节气的道理
先治未病
再说活子时
通天的气
寿命的根本
阳气 元气
暑气 神气

刚才在吃饭以前乱扯，我不是医生又不是学者，讲话素来乱扯的。由于这一篇是《四气调神大论》，说到了“调神”两个字，一下又讲到诊断气色，其实气色在诊断学里非常重要的，也是辨证学的范围。不过气色不是光看脸上！也要看眼睛，全部身体情况都可以看出来了。

另外耳朵也有耳针耳穴，最近还有一个女的来找我，学手针、手纹的，十几年了，很厉害。所以诊断病情很不简单，表面上看这一些是江湖小道，很小的技术，有时候非常有用。香港有一个针灸医生，最近还来一封信，要我写什么序，他是研究舌针的，在舌头上扎针，还治好很多病人。所以讲针灸穴道，我们医学界看起来越来越发展了，也是很奇怪的事情，就看自己有没有智慧来开发了。

阴阳四时的影响

现在我们本篇讲到调神，四气调神就是春夏秋冬对于五脏的影响。这一篇最后的结论，就讲到气色的问题，如果全篇要讲，今天晚上两个钟头还不够，问题还是在我们中文的底子。

所谓四气调神的大论，这个“大”字不是说包括很多，而只是个大要而已。再看本篇最后的一段。“故阴阳四时者，万物之终始也，死生之本也，逆之则灾害生，从之则苛疾不起，是谓得道。”这个阴阳四时，春夏秋冬，一年四季气候的变化，实际上是两个东西：一个冷，一个热。这个要懂得天文，懂得阴阳，因为半年属阴，半年属阳。我们晓得冬至一阳生，讲农历；这个是我们的科学了。你不管这个科学如何，我们现代人尽管说是旧科学，可是你连旧科学都不懂呢！旧科学不懂，却一概推翻，新科学偶然发明一点东西，就大吵大闹又有新的东西发明了，这才叫迷信！

在逻辑上一件事情搞不清楚，就乱讲，这就是迷信。迷信两个字很难讲，看不清楚就乱判断，就是迷信。

所以讲科学的道理，一年分阴阳，冬至一阳生，夏至一阴生，上次讲过的。我讲个现有的科学大家就了解了。我们这个楼层铺有地热，这是最新的科技，地下的暖气上来。冬天天气很冷，地球的表面冷，这个时候热能向里面收缩，所以冬天的井水或者太湖里头的水下面是暖的。夏天呢？这个水是凉的。冬至一阳生，夏至一阴生是地球的物理。我们的身体，冬天吃火锅，什么都不怕，消化力很强；夏天就不行了，胃是寒的。所以这就是天地阴阳的道理。阴阳两个字是代号，它是古人把科学东西的浓缩；不要因为自己不通，看到阴阳就头昏了。

二十四节气的道理

“故阴阳四时者，万物之终始也，死生之本也”，一年三百六十天分十二个月，一个月三十天。再重复一次，五天叫一候，三候叫一气，所以一年七十二个候，二十四个节气，都有变化。中国的这些科学与医学都是相通的，像季节变化等等，通了以后才知道其中有个原理的。一年来讲，冬至一阳生开始，白天慢慢长起来了；到了夏至一阴生，夏至也叫作长至，白天开始短起来了，这个道理要配合天文。有些科学家随便骂，什么天人合一，他也没有搞清楚；不管他是什么大学者、博士，反正你学识不到不要乱开口，免得人家笑你。所以说，阴阳四时对人影响非常重大。

“逆之则灾害生，从之则苛疾不起”，违反这个原则就生病了，整个地球人类、身体也是一样。顺着这个四时的变化，则不会生病。拿生理医理来讲，“是谓得道”。这个道是什么意思？就是守住那个原则，那个法则。道者路也，这是人生的大道，一条路。顺随这个法则生活，你就得道了。

所以“道者圣人行之，愚者佩之”，这是中国道的文化，这里讲“道”就是一个大原则，生命的一个大的法则。圣人就依这个法则来活着；笨人只在心上记住，像一个玉佩一样挂着而已。

先治未病

“从阴阳则生，逆之则死，从之则治，逆之则乱，反顺为逆是谓内格。”所以你要懂阴阳四时这个法则，自己养生，调养、保养这个身体。如果违反了就会生病，内在出问题了。

“是故圣人不治已病治未病，不治已乱治未乱，此之谓也。”这是中国上古的文化，医道跟政治是一样的，懂得政治的历史上大名家，都懂得医，因为都是医学道理来的。所以“圣人不治已病治未病”，在没有病的时候，有一点不对就先吃药，先把它治好；等到已经生病再治已经晚了。政治的道理也是一样，天下大乱，你来平天下，不算有功劳；能够使国家社会永远不乱，这才是大政治家。看起来没有功劳，其实功劳最大。这几句话是中国文化的精华。

“夫病已成而后药之，乱已成而后治之，譬犹渴而穿井，斗而铸兵，不亦晚乎。”政治和医药的道理是合在一起的，病已经成形而后用药来治，就像是社会已经变乱，再用法律军事来管理，都不是圣人之道。尤其你们做老板的讲管理学，这也是管理学。他做一个比方，就像临渴凿井，口干了才去挖井；“斗而铸兵”，就要打仗了，才去造武器，这不是迟了吗？这个《四气调神大论》，重点在哪里？全篇诸位自己去研究去读吧。

昨天我告诉一个朋友，这个朋友发心要读书，他年纪大一点。我说中国字好办，你就看那个字，就会读古书了；有边读边，没有边读中间，这就是中国字。他说想通了。至于说哪一个音准确呢？广东有广东的发音，我们浙江有浙江的发音，北方那个是后来的事，你要做一个学者慢慢来，你要先认得字。

所以你们要多看这些古文，少玩一点电脑，多看一点书，中国字好办的。像这个三点水，一定同流水有关的，虽然不晓得怎么读，意思慢慢也懂了。我不是给你们开玩笑的，这样去努力，再买一部《康熙字典》放在旁边翻一翻，一年以后你就是大学问家了，此其一。

再说活子时

第二就是讲一年四季春夏秋冬，怎么调整养生，把自己身体怎么搞好这件事。记得上次讲到《上古天真论》时，讲到道家的活子时，有一个同学来问身体上的活子时。我们身体上随时有一年四季、春夏秋冬，如果呆板地读书就不懂这个道理。譬如我们白天工作，夜里睡觉，这是天地的规则，不能违反的。我说这是对的，可是你要有智慧去运用它。像我夜里工作，白天睡觉，现在跟你们讲完课，到十一二点胡乱吃一点东西，开始工作了，差不多到天亮。昨天夜里到现在只睡两个钟头，我现在还给你们乱扯，感觉是昏头昏脑的。但是你不要看我昏头昏脑，一个小字错了我都已经看到了。那完全违反了一般的法则。为什么能这样呢？是自己利用了生命，把这个原则反过来用。所以子时一阳生，你说年纪大了，阳气没有了，是有方法自己可以调过来的。

好！这样你懂得活子时了，现在《黄帝内经》告诉你一个大道理、大原则，你自己可以调整自己身上的四季，也可以把很不好的变成春天。

讲到这里，我突然又想起来，譬如这个春天，当你现在精神非常好，身体很愉快，这正是你的春天。春天消耗得太过分，马上收缩了，就是秋天，在这个中间你要晓得调整。譬如你们很多人喜欢量血压，我说我一辈子不碰这个东西。一个外国留学回来的同学，带一个轻便的血压计送我。我已经有二十几个了，都把它送出去了，我不碰的。今天情绪非常高，血压上升了，等一下情绪低沉也就不会上升。有时候吃饱了也上升，要是相信这个你就不要活了。

所以我常说，听医生的话就活不下去了，听律师的话门都不敢出了。人生天地之间，男子汉大丈夫，我们要能指挥天地，把自己身体变过来才是。这也就是四时的道理，自己本身随时有四时，像气候一样地变化。不过你真要保重自己，先要懂这个原理，自己才能调整得好。如果真调整好了，就是本篇所讲的“圣人行之，愚人佩之”的道理。

你看《黄帝内经》没有跟你讲治病吧！也没有开什么方子。为什么啰啰唆唆讲这些呢？这个就是病理学了，或者讲治病的哲学。把这个把握住了，你做医生就会非常高明。至于药物要仔细去研究，而且遍地是药，看你怎么去用。

通天的气

第三篇《生气通天论》，你先把题目弄清楚，我们活着的这个气跟天地相通。问题来了，什么是气？这个是大问题。风是气的根本，什么是风？这就要追问了。所以佛家讲四大，风大、地大、火大、水大，这个大就是一大类。佛学告诉你风是“无色有对”四个字，看不见，没有颜色。我们感觉到风来了，那是你本身反应的感觉，风是无色无质的。“有对”，是跟你相对的，碰上才知道有风。

整个天地之间都有风，你说到了太空有没有风？有风。那个风是静止的风。假设我们有个真空管，真空管里有没有风？我讲的，有风；只是风潜伏不动了，所以感觉不到。

风的变化叫作气，所以修道学佛做工夫说是修气，是风的第二层。这个气又是什么？那是风的能量，风本身就是能量，这个能量是变动的。这个气在身体上，我们的呼吸就是风的现象，呼吸一直出入才感觉到鼻孔这两个通道。呼吸不是只有鼻子，全身十万八千毛孔随时都在呼吸，但是没有修养的人不觉得，表面上只晓得鼻子在呼吸。等到鼻子呼吸完全停止了，就是死亡，这是风跟气两个的关系。

佛家讲修炼呼吸叫修调息，这就难办了。息是到了身体的内部不呼也不吸，它本身保持一个能量永恒存在，那个叫息。息字的意思就是电充满了，所以《易经》上有两个字叫“消息”，我们使用的时候叫消，宁静下来不使用时，叫休息。休息的意思是充电。

现在讲到《生气通天论》这个题目，我们所有人坐在这里，本身的生命有个生生不已的力量，这一点又要提出来中国文化的不同之处。我常常跟外国的朋友讲，我说你们的文化，现在是科学很进步；你们的宗教、世界上的宗教都是死人的哲学，那当然包括佛教、道教都一样。你看每个宗教都叫你做好人，死了以后好人到天堂，坏人下地狱。宗教家对世界的看法是悲惨的，对人生的看法是悲哀的，因为宗教家站在殡仪馆的门口看人生。只有我们中国文化的道家，不站在殡仪馆的门口看，而是站在妇产科门口看。嘻！又出来一个了，又生了一个了，生生不已的。你们西方文化的宗教哲学是站在晚上看，日落西山好可悲。道家是站在早晨看，哎呀！太阳又出来了，生生不已。

实际上天地之间只有两个作用，一个生一个死，佛学叫生灭；一个有一个空，中国道家医学讲生生不已。所以我告诉西方人，据我所了解，全世界只有中国人有这个特点，而且中国人敢讲人是可以长生不死的，有方法。有没有人看到长生不死？没有。但是他敢吹这个牛，这是我们中国人的“牛大”。

现在这一篇就是讲《生气通天论》，我们生命自己有个气化，所以中国道家有句话——“与天地同休，与日月同寿”，讲自己这个生命修道成功可以不死，除非天地毁坏了，你才完了；甚至可以超过天地与日月同寿。只有中国的文化才有这个气派，我们自己讲个笑话，那个牛吹得真大，但是不乱吹。

寿命的根本

“黄帝曰：夫自古通天者生之本，本于阴阳天地之间，六合之内。其气九州，九窍、五脏、十二节，皆通乎天气。其生五，其气三，数犯此者，则邪气伤人，此寿命之本也。”

读这些古书，你们年轻的看得头大了。这个里头又包括数学，都是旧的中国古代的文化。所以说中国文化是什么？这就是中国文化。黄帝提出一个问题来问岐伯，他说从古以来“通天者生之本”，这一句话是说，能够通达天地宇宙的作用，通达智慧，就是认清楚生命的根本。他自己做了答——“生之本，本于阴阳天地之间，六合之内。”六合是什么？古代的天地观念，东南西北上下叫六合。还有一个名称，我们中国文学的八方，“八方风雨会中州”，东南西北加上四个角叫八方。印度来的佛教叫十方，东南西北加上四个角再加上下叫十方。所以我们上古文化讲空间叫六合。

“其气九州”，上古夏禹之前把中国地区分九州，不是现在的几十个省。譬如甘肃叫雍州，包括陕西、山西等等。山东叫兖州，那都是古代的地理。为什么他提这个？是拿我们中国的地理比喻自己身体内部。人有九窍代表九州，头上七个洞，两个眼睛，两个鼻孔，耳朵两个孔，一个嘴巴，下面两个。内部有五脏，有十二气节所走的十二个气，“皆通乎天气”。所以人体的组织同天地的组织差不多一样。现在的人看是乱扯的，不够科学，可是上古的科学是这样来的。

“其生五，其气三”，什么是其生五啊？什么是其气三？五是五行，代表了心肝脾肺肾，也就是金木水火土。其气三，这个气是什么？天气、地气，还有中间的运气。算命的讲你运气好不好，是说生命之间流动的气。

“数犯此者，则邪气伤人”，这里讲五行之气，天地之气，如果你的生活原则违反了它，邪气就上来。假如今天诸位只穿一件背心一条短裤来，你还是会受凉。天地之气温度下降，你偏要穿得少，所以“数犯此者，则邪气伤人”。“此寿命之本也”，直接影响到寿命。

“苍天之气清净，则志意治，顺之则阳气固”，宇宙之间这个能量是清净的，所以我们要学这个法则，自己的心清净，心平气和，阳气就坚固了。

“虽有贼邪弗能害也，此因时之序”，就是刚才我们再三提到什么叫邪气，那是自己招来的风，不是每一个风都变成你的邪气。譬如现在很多人，尤其我在香港看到最可怕，香港人不知道怎么搞的，夏天冷气开到冬天一样的冷，这些女的又爱漂亮穿短袖进去，我说你不病那才怪。

还有一个朋友臂膀痛，查不出病因。我说你办公室冷气是不是开得很冷，办公桌上面是不是铺玻璃板。他说："人家说老师有神通，你真有啊！我的办公室你都看到了。"我说你根本没有病，后面吹冷气，两个手放在玻璃板上办公一天，就是这个道理，邪气来了。我说你以后在办公桌上铺一块布毯，后面冷气调好就好了，也不要吃药，就是刚才讲的这个道理。

所以贼风也就是邪风，你自己招的，这是不适应环境造成的。现在叫环保，我们这个生命也要顾及环境的影响，就是我们生命的环保。

阳气 元气

"故圣人传精神，服天气而通神明，失之则内闭九窍，外壅肌肉，卫气散解，此谓自伤，气之削也。"这里讲圣人是得道的人，所以得道的人传精神，这个"传"是保持自己的精神。"服天气"，服就是服从，不要违反，服从这个天气而通神明，自然精神头脑清楚，这是神明。我们中国人有时候讲鬼啊、神啊，叫作神明，实际上神明是你自己精神的灵光，通窍。如果违反了这个，"内闭九窍"，鼻子不通了，耳朵气也不通了；"外壅肌肉"，人也僵硬了，血压也高起来了；"卫气散解"，你自己保卫你生命的这一股气就散开了，起不了作用了。这叫作"自伤"，自己伤了本身的元气。

"阳气者若天与日，失其所则折寿而不彰。"阳气像天上太阳一样，如果你的阳气自己搞得不好，就短命了。我记得还有一个算法，在《金匮真言论》《阴阳别论篇》《平人气象论》

《三部九候论》这几篇里。所谓阳气是什么？欢喜就是阳气，高兴就是阳气。《老子》里头讲得很明白，我就跟你们拉开来讲，《老子》里头说，婴儿睡觉的时候，到某一个时候，尤其男婴，他那个小便部位就翘起来，因为精神够了。当然有时候是屙尿，有时候不一定是屙尿。老子告诉你小孩那个翘起来，他说那是阳气来了，那个时候没有性欲的观念，人长大了，男女都一样，男性呢？老子说朘作；女性呢？乳房发胀。同一个道理，一个阴一个阳，单的谓之阳，双的谓之阴，这叫阳气发动，这个修道的也叫活子时。

等到十几岁，有了性的观念以后，这个阳气一来，闯祸了，叫作猛虎下山，要吃人了。所以道家要降龙伏虎，这个老虎你永远抓不住的。而且这个老虎很厉害，《西游记》上孙悟空那个棒子就是这个东西变的，本来这个东西是海底的神针，挂在那里没有用，一下子立了起来，大闹天宫就不得了了。这是阳气的道理，有形有相的。所以你本身精神好阳气多，懂得修持修炼的人，身体越来越好。阳气若天与日，失其所就短命了。

暑气　神气

"故天运当以日光明，是故阳因而上卫外者也。因于寒，欲如运枢，起居如惊，神气乃浮。"阳气来的时候，像太阳出来一样，身体很光明。你现在坐在这里，我们学医的要自己体会，你固然很专心拿着书本在听课，我请问大家，坐在这里身体有没有感觉？一定有感觉。这里难过，或者哪里不舒服，难过归难过，听归听，里头在动。你自己要搞清楚，这个动的感觉，是气在里头动了，这个感受就是气来了。所以冷要加衣服，起居要正常。“起居如惊”是什么意思？我们白天做事，夜晚要睡觉，随时害怕小心不要大意。我们一不小心，从被窝里出来好冷，一惊就有感觉了，风邪已经进来了。不是外面真的有病进来，是里面没有保护好，两个一结合就发病了。“神气乃浮”，那么神跟气就不行了。

“因于暑，汗烦则喘渴，静则多言”，夏天伤于暑气的话，汗多口干，喜欢讲话不停。譬如我们有一个朋友坐在那里非讲话不可，一讲话停不了。他里头已经感染，暑气浮在外面。

“体若燔炭，汗出而散”，这个时候讲病相，身体像在火上烤一样，汗很多，散开了。

“因于湿，首如裹，湿热不攘，大筋緛短，小筋弛长，緛短为拘，弛长为痿，”如果外面湿度太高，我们穿得不对，湿气就侵进来了。要注意，人的身体百分之七十是水，这个水不流畅就满了，就发湿气。我们的生命够可怜的，很痛苦，都是湿气，湿气太重时头脑不清楚，感觉头重，困住了。如果湿里头加上发炎发热，筋就软了会抽筋，或者是拉长或缩短，动不了，就像普通讲的中风那样子。实际上是伤到气，也是中风的一种。

“因于气为肿，四维相代，阳气乃竭”，气是无形无相，看不见的，所以没有精神没有气力了，生肿瘤、生癌症。气虽是无形无相，但“无相有对”，有感觉的。中风的人手动不了，风就是气，风动不了就会结块。

所以对于开始有肿瘤、癌症的说法，我有时候不大相信的。我不是医生，说话不负责任的。有许多朋友去检查有肿瘤、有癌症的，根本没有吃药就好了。你要开刀你去开吧！有些医生告诉我老实话，花好多钱开了刀没有用。我说你们就是把肉挖一点，靠不住的。有时候肿瘤是由气的变化结块而来的。

第三堂

夏日阴气盛
白天阳气夜阴气
认清阴阳内外
调和阴阳
小心四季邪气
五味与五脏

夏日阴气盛

“阳气者，烦劳则张，精绝辟，积于夏，使人煎厥。”刚才讲气的问题，夏天天气很热，其实在阴阳学上叫作阴，所以阴气很多。那么我们人的阳气碰到夏天这个气候的阴气，容易烦躁，容易发脾气；这个时候精神容易破坏，使人有煎熬昏厥的感觉。

“目盲不可以视，耳闭不可以听，溃溃乎若坏都，汩汩乎不可止。”碰到夏天这种情形，眼睛有点蒙住了的样子，耳朵也容易出毛病，像这样的情况，是因为阴气碰到阳气时冲突而发生的。

“阳气者，大怒则形气绝而血菀于上，使人薄厥。”我想明天起先多注重这一方面，配合心理方面同经脉方面讲。阳气使人容易发脾气，我们俗话讲“气死人”，所以一生气就可能形成气绝，血压高起来了，马上会使人昏倒。

“有伤于筋，纵其若不容。汗出偏沮，使人偏枯。汗出见湿，乃生痤痱。”筋骨就松懈了或偏枯。身上也会生痱子。

“高粱之变，足生大丁，受如持虚。”高粱是食物，如果碰到饮食多了，肠胃发生变动，有时候五脏六腑都会中毒。中毒还是饮食来的，脚上也会生疔疮，身体整个虚弱起来了。

“劳汗当风寒，薄为皶郁乃痤。阳气者，精则养神，柔则养筋。开阖不得，寒气从之，乃生大偻，陷脉为瘘，留连肉腠。”这个“大偻”，可以说同现在癌症的道理相同。像这个阳气啊、阴气啊，有很多名称，要详细讲，我还没有准备好，要配合现在流行的西医来讲，那就比较明白。不然讲气啊、气啊！自己搞不清楚在哪里，就很难体会了。

“俞气化薄，传为善畏，及为惊骇。”“俞气”这个俞字是什么意思？就是中文对应的，答应这一句话，我们讲“耶”，就是这个意思。所以在医书上看到俞穴，是某一个经脉发生问题，与它相对应的穴道。俞这个中文字要注意了，不然我们看针灸的书上常有这个俞穴，俞穴不是阿是穴，而是对应身体内某部脏腑的穴道，故称为俞穴。

“营气不从，逆于肉理，乃生痈肿。”这些我想不讲了，你们应该可以看得懂。你们不懂的就是关于道家的修养、养生。古代这些你们不知道的，也许我懂一点，贡献给大家。下面翻过来这一页后面这里。

白天阳气夜阴气

“故阳气者，一日而主外”，拿一天来讲，这个阴阳是白天阳气在外。

“平旦人气生，日中而阳气隆，日西而阳气已虚，气门乃闭。”这是讲一天当中阳气的变化，不是讲气候；是讲我们生理上生命的气，配合天地是一样的原则。太阳一下去就睡觉，太阳还没有上来就起床，这是讲农业社会。什么叫平旦呢？天还没有亮快要亮的时候，这时是生命气的回转，到了中午是阳气最盛，就是太阳当顶的时候。下午太阳向西偏了，气就虚了，是属于阴气的范围了。

“是故暮而收拒，无扰筋骨，无见雾露，反此三时，形乃困薄。”他说到了晚上就要休息，收敛。所以我们睡觉时自然地会关门窗，关门窗不是为了气，不是为了怕小偷。反正天地都在偷哦！中国有一部道书说“人为万物之盗”，这个宇宙之间通通是土匪强盗在抢，人是偷盗万物。你看吃的米啊、面啊、菜啊，什么都偷来用，现在又偷石油用等等。天地呢？万物之盗，天地也在偷，彼此一大偷，彼此伤害。所以他说，晚上要知道收敛，因为气虚了。如果违反早中晚三时之气，“形乃困薄”，身体就受损了。这是上面这一段的理论。

注意哦！最后要懂得看病治病，先要读这些书，不要觉得好像没有关系，认为是一种空洞的理论。在我是希望你们多注意，这个病理搞清楚了以后，再把医学好了，你一定是个高手；神医都是从病理里头钻出来的。至于下面怎么针灸，怎么看病，那再去研究，那一套是技术了。先把这个病理的哲学研究透，多花一点时间读。明天要改变方法，告诉大家重点，另抽一点东西来讲。

认清阴阳内外

“岐伯曰：阴者藏精而起亟也，阳者卫外而为固也。”这是讲阴阳的道理，生命也有，身体也有。看不见的是阴，卫外而坚固的那个叫阳，这是个代号。阳是发散的，明亮的。我们身体上这个阴，是含精在内的，千万注意，不是男女性行为出的那个精！我们本身所有的细胞活动的能量，都是精。这个观念要搞清楚。

“阴不胜其阳，则脉流薄，疾并乃狂。”阴如果不能克制阳，胜就是克制，生克的道理；阳太旺盛时，血压就高起来，血管膨胀，有时碰到别的病情就发狂了。

“阳不胜其阴，则五脏气争，九窍不通。”阳气克服不了阴气，五脏六腑里面的浊气出不来，我们中文是浊气，身体里头的碳气出不来了，就造成九窍不通，鼻子也不通，或者耳朵听不见等等，都来了。

“是以圣人陈阴阳，筋脉和同，骨髓坚固，气血皆从。”所以大圣人重点在自己修炼，把筋脉阴阳这些搞清楚，筋脉协调，筋骨也就都顺和了。

“如是则内外调和，邪不能害，耳目聪明，气立如故，风客淫气，精乃亡，邪伤肝也。”阴阳内外都调和，就不会有邪气进入，如果因为外风客邪一来，自己本身的精气元气抵抗不住，就导致精神疲惫。抽血化验，细胞都发生变化了。这一种情形第一是伤肝，伤就是首先形成的病，不健康了。

“因而饱食，筋脉横解，肠澼为痔。”譬如这个情形一来，再加上吃多了，我们的气脉神经血管就起了变化，会形成痔疮，肠子容易生病。

“因而大饮则气逆。”喝酒喝多了伤气，因为气逆行得太过度了。

“因而强力，肾气乃伤，高骨乃坏。”如果拼命劳动，勉强用力，那会伤了肾气。“高骨乃坏”，重要的骨节就受伤害了。

调和阴阳

“凡阴阳之要，阳密乃固，两者不和，若春无秋，若冬无夏，因而和之，是谓圣度。”所以阴阳的要点是要调和，不调和等于一年有春天无秋天，或有冬无夏。譬如我们从舌头起连贯于五脏下去的，是属于阴，就是西医所讲的自律神经系统，背脊骨上来督脉中枢神经系统属于阳。有时候手拿不动东西，中风了，自律神经失调了，这是以西医的名称来讲。所以西医要比中医讲得明白。

我们古书这样讲阴啊、阳啊，你们千万注意，学了医给病人不要用这些术语讲，要用普通的话给他讲。我最怕那些学佛学道的有学问的人，常常拿课堂上那些名词跟普通人谈话，岂不是要命吗？学问归自己，讲话要尽量的白。所以用流行的知识讲阴阳道理，就容易使人了解了。

“故阳强不能密，阴气乃绝。阴平阳密，精神乃治。”这句话“阳强”是精神来了，“不能密”，不能自己保持住，阴气也没有了。阳极阴生，阴极阳生，道家的道理也就是医学的道理，《内经》的道理。男性在《易经》阴阳道理中代表阳，女人属于阴。过去譬如找人算命，算命先生问你乾命还是坤命，男人是乾卦，女人是坤卦。或者问你阳命或是阴命，这是普通男女代表。

可是以道家的道理、医学的道理来讲，男人是阳吗？男人都是阴，只有一点是至阳之精。女人是阴吗？女人都是阳，只有一点是至阴之精，这叫作阳中有阴，阴中有阳这个道理。这两句话看是古代相传，但是学道要知道，学医也要知道；不过现在要科学求证，这就要科学家们想办法了。也就是说，用最新的科技来做测验，或者用量子力学、真空力学来讲这个道理，阳里头有至阴，阴里头有至阳。重点在中间那一点，所以说“阴平阳密，精神乃治”。

“阴阳离决，精气乃绝。”阴阳分开了不能调和，我们生命的真气就没有了。

小心四季邪气

“因于露风，乃生寒热，是以春伤于风，邪气留连，乃为洞泄。”譬如我们睡觉，或者在旷野里头睡，尤其我们当兵打仗的时候，那真的要懂这一套了。那时不管生命倒头就睡，累得什么都不管了。当兵打仗的很可怜，人不当人看。譬如说海军的人，天热起来不得了，但是有个规定，不准在甲板上睡觉，绝对禁止。夜里在甲板上睡觉有海风吹，很凉快，但是不到几个月就中风了，手就动不了啦。

现在你们呢？对不起啊，家庭富有一点开冷气睡觉，贪凉快；尤其年轻人，夫妻也好，情人也好，开冷气做爱，只有四个字“包死无疑”。但是你当时不觉得。我常常碰到有些人，一看就晓得，这是伤寒，不得了的，很容易碰上，这就谈到“因于露风，乃生寒热”，所以春天伤于风，“邪气留连”，“乃为洞泄”，拉肚子。

“夏伤于暑，秋为痎疟，秋伤于湿，上逆而欬，发为痿厥。”夏天受暑热，秋天病疟。秋天受湿，湿气向上走，咳嗽不停止，因为肺气受害了，“发为痿厥”，手脚没有力气，筋骨都松懈了。

“冬伤于寒，春必温病。”另外还有讲“冬不藏精，春必病温”。这句话在哪里我忘记了，过去曾背过的。冬天过分受凉，冷了没有穿衣服，冬寒进去了，到春天患温病。

讲到春天的温病，两三年前我们还在香港，听到那个什么SARS（非典）。我就笑，我们这位市长也懂，我说那是温病啊！温病只要小柴胡汤就行了。我讲了以后，北京传开了，上海同北京小柴胡汤买不到了，贵得不得了。那个时候我不认识这个吕老板，认识他我就发一笔财了。所以就是这个道理，“冬伤于寒，春必温病”。

“四时之气，更伤五脏。”一年四季气候的影响会伤到我们的五脏，尤其现在加上科学的设备，冷气，我再三强调要特别特别小心。所以这里建筑的时候我跟建筑师讲，要想一个办法，使空调有冷暖的调控，但是开冷气没有感觉。现在大概做到了，还没有做好。将来建筑科学还要进步，千万不能贪凉。你们将来开冷气啊、电风扇啊，乱开是不得了的。“四时之气，更伤五脏”，要自己保养，就是刚才提到过的。

五味与五脏

“阴之所生，本在五味，阴之五宫，伤在五味。”我刚才提到西医讲自律神经，拿中国的奇经八脉来讲，由舌头接下去一直到会阴穴，包括五脏六腑，都是任脉的路线。可以说任脉是管血的；这个有关五脏六腑的，都是由饮食来的，与五味有关。所以学中医用中药要懂得五味、五色同五脏的关系。讲中药有五色，什么红色入心，什么黑色入肾啦，白色入肺，青色入肝，黄色入脾。

几十年前学西医的外国人，笑我们是乱说。现在科学证明了，尤其是美国的科学，非常注重颜色了，就是我们原来讲的红色归于心，什么黑的归于肾。现在美国反而对我们的东西注重了，不止美国，外国都是。我们自己对自己看不起，可怜的地方在这里。所以怎么求进步，自己去研究，“阴之所生，本在五味，阴之五宫，伤在五味”，这个要注意了。下面念下去就好了。

“是故味过于酸，肝气以津，脾气乃绝。味过于咸，大骨气劳、短肌，心气抑。”吃太咸的不行，这个学医的要懂了，我是顺便提的，我不是医生。我们在外面久了，尤其是学生多了，你是哪里人？南方人，喜欢吃鱼腥吃咸的，尤其是广东人、江浙的海边人，就晓得他的病在哪里了。如果他是西北人，看法又不同了，这些都有关系的。

“味过于甘，心气喘满，色黑，肾气不衡。”味过于甘，像我们江浙一带喜欢用糖做菜，吃多了，也影响心气和肾气。

“味过于苦，脾气不濡，胃气乃厚。味过于辛，筋脉沮弛，精神乃央。是故谨和五味，骨正筋柔，气血以流，腠理以密，如是则气骨以精，谨道如法，长有天命。”

这一卷都是讲养生的道理，接下来第四篇《金匮真言论》，是一个总论，这是用到医学方面来的。所谓金匮的匮是什么意思？古人把好的东西放到铁打的柜子里，重要又重要，秘密又秘密，医书上讲金匮就是这个意思。上面综合下来，第四篇最重要。明天再说了，下课。

第四讲

五月五日

第一堂

读古文的方法
文字语言的含义
经脉对照天时
脉分阴阳
分辨阴阳
三阳开泰
知阴阳 辨生死
来去 动静 阴阳

这个假期里气候特别好，在春光明媚的季节，年轻人正好是讲恋爱的时候，大家牺牲了宝贵的恋爱时间，跑来研究这个《内经》，真是很稀奇的事。

读古文的方法

昨天下课以后有朋友说，古文很难念，我说古文很好念，繁体字更好念。中国的方块字，有边读边没边读中间；你这样读下去只要半年一年，古文也就懂了。有人听了很高兴，一个老同学李慈雄博士，就拿这个话来当笑话，也是真话，勉励人家。我们这个老同学，是斯坦福的老博士，我听了哈哈大笑来纠正他。我们在座的，好像也有人民大学国学研究所的同学，他们听了也笑我老头子乱讲话。

其实这个话很有道理，你们现在研究古文，中国方块字认识了一千多个，就是大学问家了。我常说的，我们小孩子读的《千字文》，只用一千个中国字，把上古到南北朝整个的文化大系，天文、地理、科学、政治，无所不包都讲了。所以过去有些外国人到我那里学中文，先学会这一本书，一年以后就行了，是真的。

所以中国字，刚才我说那个话大家不要搞错了，真的研究中国方块字，有几个方向，一个叫“小学”，是中国古代的教育。“六岁入小学”，学认中国字，因为一个中国字常常有好几个意义。学会了认字，一年半年，你学问就很好了，什么书都可以读懂，连科学翻译中文的也懂了。“小学”专门学认字，我们小时候读的，后来这个变成大学的专科了，真好笑。这是我们这一百年当中文化的转变。所以大家现在从简体字入手的更困难了，但是也不困难，先从认识中国字入手。

第二个，中国文化叫“训诂”，训诂是专门解释一个字的内涵，我们方块字同外国字不同，一个方块字包含了好几个思想概念。训诂之学是在汉朝两三百年中，学者专门研究文字的学问，所以汉朝的训诂之学叫作“汉学”。现在外国人讲我们中国文化叫汉学，这个观念是错误的，可是外国已经流行了，所以这方面要知道。尤其我们人民大学是我们太湖大学堂合作机构之一，校长也亲自来了，特别推荐你们国文研究所来的。我看你们都可能是未来的孔子，所以我很佩服你们的努力。

第三个方向，认识中国字要研究音韵之学，音韵之学就是研究方言了。民国初年有一个语言学家，非常有名，清华大学的老教授赵元任。我们年轻都喜欢唱流行歌，我还记得有一首《教我如何不想他》，就是他的作品。他懂得方言，研究方言，甚至研究到国际的方言，这是一个实例。

文字语言的含义

讲到方言之学，我讲一个笑话，我不懂外文，有一次我的一个外国学生，是一个海军将领，好像是海军中将，是老一辈的军人。他是跟我学《易经》的，还有著作。我们两个人很有意思，他一个中国字也不懂，我也不懂英文，有一天两个人一起走路，没有话谈，因为没有翻译。后来无意谈起，我说言语都通的啊！人类上古言语是一个，现在变成英文啊、法文啊、德文啊、中文啊，其实都是一样。比如你们讲“Yes”，中国人讲“是”，不是一样的音吗？我说我们那里的土话问这个东西有没有，“诺”，跟你们讲“No”的音一样啊！“爸爸”也是一样，“妈妈”也是一样。我们两个越谈越高兴，不到一个钟头的散步，逗出了两百多个字。他说中国美国一样？我说一样啊，本来一样，这就是讲语言学。所以你们学国文的前途很宽广。

我现在回过来说，中国字有边的念边，没边的念中间，那个意义差不多。前天还有一个广东的朋友告诉我，他是个医师，他忽然问我旁边的同学，实际上他是考问我。什么叫“咸”？这个中国字哪里来？我就一声不响听他发表高论。人家发表高论的时候静静听很有意思。他说盐是火上烤出来的，拿海水在火上一烤，就是盐，两个火现在叫发炎的“炎”。盐拿火烤出来，旁边三点水浇一下就变成“淡”了，“淡”是这样来的，他还讲了很多字。

我说是啊，中国“家”字，男人就是猪（豕），上面拿个盖子把豕盖着就是家，旁边加个女字就叫嫁人的“嫁”，女人嫁人就是拿个鞭子在旁边管这一条猪。所以诸位女同学把猪要管好，也是男婚女嫁。中国字要用这个注解，这个叫民间的训诂。讲起中国字很有一套，很有趣。又如“穷”（窮）字，人穷了，上面是个洞穴的穴字，身体都不敢正了，弯起来像弓一样弯在穴里，就是穷到了极点，无脸见人。很多的古字，你这样有边的认边，没有边的认中间，意义就懂了。真懂中国字，只要半年的工夫，所有的古书也就懂了。

我认为上古的人类语言是一样的，因为地区分开了慢慢演变。过去言语三十年一变，我现在看来十二年就一变，现在年轻人讲话有些我都听不懂，很落伍了。譬如我也会上海话，我发音讲上海话人家就说，老师你那个是旧的上海话，现在没有人讲。

所以我们老祖宗知道言语演变不得了，后人不晓得前人的语言，所以把言语文字脱开了，把言语的意思变成方块字，这是我们特别的地方。所以我们中文只要几千个字，就保留了几千年的文化。我们手里拿的这个是两三千年的书本，你只要认得中国字，思想一点都没有区隔。外国字不得了，英文已经一百多万两百万字了，几十年前一百年前的英文古书，他们自己读不懂了，要专家来研究。我们不然啊！所以叫你们有边的认边，没有边的认中间。

可是我们这位老同学拿来开玩笑，这就是古代一个大禅师讲的，说讲话要注意，因为“一句合头语，千古系驴橛”。尤其在上面的领导人，或者老师一句话说出来，千古以来都跟着这一句话跑了，自己反而没有思想。驴子是形容笨，只要在一个旷野里打一个桩，行路的人都把驴子系在上面，这叫“系驴橛”，这是古文。这个橛字我们南方人不叫橛，叫打桩。你了解了以后打橛、打桩，地方语言分开了，所以相同意义的字，你认识一个字，其他的字也懂了，随便用打桩也可以，打橛也可以，读书就那么简单。因为昨天我们听笑话，听了很开心，所以今天讲一下。

经脉对照天时

刚才我首先讲，那么好的天气，耽误了你们的假期，在这里听这个课很辛苦。这是中国文化，很重要哦！不是只对医学哦！尤其你们学中医的同学们，更要注意了。最好是大医生们有个组织，或者学校，我们大家来讨论，因为《内经》里可以找出许多新的科学的道理，只是大家都看不见。我问医学界的同学们，大家都没有好好读过《黄帝内经》，只有“选读”。选读有什么用！不过我现在只能采用选读，因为时间来不及，只有几天，第一天还勉强讲过一点。

现在我们看卷二《阴阳别论》这一篇，关于生死的问题。我们学中医的要懂阴阳五行，学中医必须要学阴阳五行，再三提起注意，阴阳两个字不要看得太复杂，那是代号，逻辑代号，不是固定的。我大概念一下，只提要点，你们自己研究。

“黄帝问曰：人有四经十二从何谓?”“何谓”是古文，白话翻过来就是讲什么，怎么讲的。黄帝问他的老师岐伯，一个懂医的神仙，什么是人的四经十二从。

“岐伯对曰：四经应四时，十二从应十二月，十二月应十二脉。”四条经脉太阳、少阳、太阴、少阴等，这是关于人体的重点，与春夏秋冬四季都有关系——春脉弦、夏脉洪、秋脉浮、冬脉沉。人的生命是个小天地，天地的大法则就是与人的身体一样相同的，这叫天人合一。不是这个天跟人怎么合，而是说，生命的法则那个动力跟天地是同一个规律的，所以叫天人合一。

十二从指十二个时辰，与十二个月相对应。十二个月也对应十二经脉，十二脉指手三阴、手三阳、足三阴、足三阳。一年四季春夏秋冬，我们身体及情绪的感觉也有春夏秋冬。我再讲个小事，跟我久了的同学就知道我有一个习惯，他们每天早上先把当天的气象报告给我。最高多少度，最低多少度，今天是什么湿度，知道了以后你就晓得穿衣服了。其实你要讲养生之道，这些通通要注意。我常常说，温度多少度上海台是讲上海的气候，到苏州到吴江又不同了，北京台是报告北京。温度湿度有科学报告，但是有一个适应温度的问题。我是怕冷，他是怕热，有时温度低了，那个怕热的觉得很凉快，这是本身适应的温度。所以我常常讲，要懂这个才科学。

脉分阴阳

“脉有阴阳，知阳者知阴，知阴者知阳。凡阳有五，五五二十五阳。”

“五五二十五阳”，这句话到底讲些什么？所以学校不教这个也对，因为你看不懂。这是从《易经》来的，是古代的数理科学，根据天文来的，这一篇就讲这个东西。阴阳昨天大概提过了，一年，一月，一天，都有阴阳；像我们现在是下午五点多钟，属于阴，十二时辰现在是酉时。这个就要注意了，你们现在不懂，所以我告诉大家，中国的文化很奇怪的。

我当年二十一二岁，还在带兵的时候，我们被日本人打得什么都没有了，手表是长官戴的，士兵没有，不像你们现在什么都有。有一天没有戴手表，在野外走得很累，不晓得是几点钟了，有一个老兵用鼻子嗅一嗅，嗯！三点半。我说你怎么知道？他说闻得出来啊！司令官。我说你的鼻子很特别，闻得出来？他说司令官这有道理的，你看猫的眼睛什么时间放大，什么时间缩小，都是一定的，我们的鼻子也是一样。我听了无比的佩服，很想请他做诸葛亮。

其实后来我自己也懂了，人体的呼吸，自己的感受会知道，这是脑的科学，也就是智慧。现代人非常依赖物质文明的科学，依赖机器，人就作废了，很可怜。所以讲到五五二十五就要懂得阴阳之学，五天一候，三候一气，六候一节，这个数字是粗的讲。《易经》告诉你“天数五，地数五，五十有五，其用四十九”，留一个一数不用，因为数理的道理，所有的数只有一，二不是数，是一的相对。一的以前没有数是个零，零是没有吗？不是。零包含的意义，是一个圈包含了无穷数，无量数，不可知数，空跟有也在内。所以一以前的零，你们学会计的，还有管财政的，会做生意的这些大老板都是从零开始的，现在很赚钱。所以零里面有无穷数，这句话就是讲这些。

分辨阴阳

“所谓阴者真藏也，见则为败，败必死也。”人身上那个气，有阴有阳。换句话说，我们本身生命随时都有个能量，你自己必须认得，这个能量有阴气，有阳气。这并不是说阳就是好阴就是坏哦！这两个是代号，你善于应用就是控制阴阳。我们以前学这个阴阳八卦之学，那个老师也会这一套，但他道理不懂。当时我们跟他学，他要我们先会背，背什么阴阳这些东西，前一两句就会把你吓死了。

阴阳顺逆妙难穷　二至还乡一九宫
若人识得阴阳理　天地都来一掌中

中国的文化很奇妙，什么科学啊、神秘学啊，都把它用文学来表达。因此我说中国文化的基本在文学。你看他说“阴阳顺逆妙难穷”，很漂亮的诗句；“二至还乡一九宫”，就吓死你了。“若人识得阴阳理”，假使这个人懂得阴阳这个法则，这个道理，就是说数理科学应用起来，“天地都来一掌中”，整个宇宙掐指一算，就都明白了。阴阳家算命看风水的，不用带算盘，四个指头一掐，这个上面都是数字，就像是电脑。所以你看唱京戏的诸葛亮穿个袍子，掐指一算，什么西方庚辛金，旁边有人听到就已经知道了。

“二至还乡一九宫”，“二至”就是冬至、夏至，冬至一阳生，夏至一阴生，冬至起阳能从地心向上走，阳气开始了，为地雷复卦䷗。夏至那一天，阴气慢慢从地心往上走，阴气来了，为天风姤卦䷫。所以冬至是阳生，夏至是阴生，“二至还乡”，回到本位上。“一九宫”是两个代号，出自《易经》。一阳生是一，夏至一阴生是九。因为中国把这个数理浓缩下来，天地间只有一，一里头有五个阳数一、三、五、七、九，双数二、四、六、八、十是阴，也是五个。给你讲通了就简单明白。所以“二至还乡”，回到本位都是零，就是“一九宫”。他说你懂了这个原理，就懂得气脉，什么都懂了。老实讲我们当年学军事带兵的这一套还用得上，有时候说这个仗打不打，什么时间开始放第一枪，敌人才一定打败，都要算一下。所以说为大将者上知天文，下知地理，这都是旧的秘密。

“阴者真藏也，见则为败，败必死也。”就是说你判断身体发病征候，这个阴气已经败到什么程度了，如果快要死了，就不能开药方，开了药方就怪到你医师的头上了。

“所谓阳者胃脘之阳也。别于阳者，知病处也。别于阴者，知死生之期。”最重要的是中间这个胃气。“别于阳者，知病处也”，这个时候你清楚晓得病情在哪里。“别于阴者，知死生之期”，你认得他阴气来了，就晓得他有多少天会死，这是医理了。我们学医的同学要注意，真的如此吗？真的。譬如你们在西藏学密宗，用印度的那一套，什么情形几天会死，什么时间死，都讲得很清楚。《黄帝内经》这一本书中也都有。现在你读了《黄帝内经》，就晓得密宗那一套，究竟是中国去的还是印度来的，也都搞不清楚了。这两个文化在上古已经交流了。

三阳开泰

“三阳在头，三阴在手，所谓一也。”

阳为什么三个呢？所以中国几千年到现在还是喜欢过阴历

年，过年在门口贴了“三阳开泰”。你们年轻人看到过没有？在大陆还有看到啊！那很稀奇，中国文化真伟大。你看门上贴着“三阳开泰”，现在的人画三只羊，都变成儿童漫画了。

“三阳开泰”是讲天地的卦气，刚才讲到每一年、每一天都分阴阳，一天的子时是一阳生；一年是阴历的冬至那一天开始，冬至一定在十一月，就是子月。画一个卦给你看，就是图案，这个图案做标记你看起来很容易。画六阴的坤卦䷁，阴卦是代表下半年，到了冬至一阳生，冬至一阳开始了。什么叫阳呢？地球下面那个热能开始向上面放射。我们晓得太阳、月球的放射功能影响地球，我们地球的放射功能也影响别的星球，一切都在放射，学物理应该懂这个。所以冬至一阳生，地球本来由冷到极点，收缩的功能开始回转了，向上面冒出来了，还没有冒出地面，这叫一阳初生。这个图原来叫坤卦，因为地球回转来一阳初生，下面三爻变成震卦雷☳，这个电能向上走，上面三爻还是地，叫地雷复卦䷗，就是复兴，重新回转来。这是讲阴阳八卦的道理。

到了十二月，这个地球的热能向上冒，还没有到地面，冒得比较高一点了，所以第二爻也变了，两个阳出来了，二阳来了，阴历的十二月地泽临卦䷒。

到了阴历的正月，这个地球阳气向上走，我们说正月过年了，三阳了，三阳这个卦叫泰卦，地天泰卦䷊，新的一年开始了。所以我们中国人过年在门口写上“三阳开泰”。现在讲三阳，大家不懂阴阳就变成三只羊了；羊代表泰卦也不错，是这个道理。这个中国文化根本很简单，像儿童漫画一样。

所以“三阳在头”，阳气到了上面。譬如我们睡觉清醒了，眼睛睁开了，三阳开泰。“三阴在手，所谓一也”，这个法则是一个东西，生命是一个功能，上走，下走，左右摆动，怎么样来的呢？

知阴阳　辨生死

“别于阳者知病忌时，别于阴者知死生之期。”如果能够分别出来阴阳，观察诊断出来的话，你就晓得这个人为什么身体不好，病在哪里，特别要注意时间了。对分别身体的阴阳，你们不是打坐修道学佛吗？自己身体这个都搞不清楚，都白搞了。“别于阴者”，学佛有工夫的人，活了几十岁，佛家禅宗很多有工夫的老和尚，晓得自己这个身体靠不住了，先吩咐徒弟明年你几时来看我，他没有讲原因，到时间他宣布走了。

大家都晓得，尤其江浙一带都晓得济公，济公真有这个人，不过小说把他写得很神，把很多人的故事都堆到济公身上去。但是济公真是个得道的人，他的文学特别好，我很欣赏他几首很特别的诗。他有个朋友卖包子的，济公经常去吃他的包子，当然不会付钱的。可是他对济公很好，很恭敬，从来没有讲，你吃了我那么多的包子也没有付过钱，他都不怪他。这个老板有一天说：“师父！听说你会作诗，会画画，你怎么不给我画一张画作一首诗啊！”他听了就说：“我应该给你写，拿纸来。”于是就画了一幅画，写了一首诗：

五月西湖凉似秋　新荷吐蕊暗香浮
明年花落人何在　把酒问花花点头

“五月西湖凉似秋”，那一年气候不同，五月吃粽子，但西湖天气很凉快。“新荷吐蕊暗香浮”，荷花开了，那个荷花的香味淡淡的，所以叫暗香，自己画荷花写了诗。“明年花落人何在”，不晓得明年荷花开时，你啊我啊，这些人到哪里去了。“把酒问花花点头”，人不知道花知道。实际上济公已经告诉他，我吃你的肉包子不久了，明年我就走了，到那个时候他真的走了。所以中国文学有一句话，把整个人生描写完了：“年年岁岁花依旧，岁岁年年人不同。”这是时间的变化，社会的变化，都是白话，比现在手机上的黄色笑话好得多了。

刚才讲到济公和尚生死预先知道，是修行的工夫，禅定的工夫来的。他把自己身体内部已经观察得很清楚了，叫作“预知时至”，预先知道自己时间到了；但是他绝不会宣布。

这一篇里的这个题目很重要，《黄帝内经》你们将来自己花一年两年，年轻的同学们好好用功，每天花半个钟头，研究一段也好，看一段也好，读会了，至少晓得题目，可以吹牛嘛！去骗人嘛！前面这篇题目叫《阴阳离合论》，而且阴阳离就是生死分开了，都是文学境界。道家有一个工夫，也是医学来的，这种方法叫作修离合神功，修到生死有把握。所以这一篇当中说到生死的问题，尤其是做医生应该要懂得。

“别于阳者知病处也，别于阴者知死生之期。三阳在头，三阴在手，所谓一也。别于阳者知病忌时，别于阴者知死生之期”，这个别是分别清楚，辨别清楚。辩论的辩中间是言字，有边的念边，没有边的念中间，办（辦）事的办（辦）中间是力字，辨别这个辨中间是一点一撇。所以别于阳者，这个别以逻辑的分析，思想辨别得清楚，对自己也好，对别人也好，晓得病在什么地方，在五脏六腑哪个地方，关键在哪里。别于阴者就晓得死生之期了。刚才我还提到，这是真的吗？真的。可是，有没有方法把自己生死拉回来？那就是前两天我们讲的，就要修持了，就要做工夫了。上药三品神与气精，靠神气把它拉回来。所以道家讲可以长生不死，不是吹牛的，只是我们没有做到而已。

“谨熟阴阳，无与众谋。”所以你们讲修养修道的，做医生的，那是智慧之学。我们晓得医者意也，是当年我父亲教我的。医者意也是意志思想，没智慧思想你不要学这个医。所以高明的医生，有智慧的观点，“谨熟阴阳，无与众谋”，你自己的智慧认得，看得清楚，不要听人家乱讲，不要问人家，“众谋”是跟人家商量，你自己都搞不清楚，问人家干吗！医者意也，智慧的成就，同学道一样。

来去 动静 阴阳

“所谓阴阳者，去者为阴，至者为阳，静者为阴，动者为阳，迟者为阴，数者为阳。”这个“数”，就是来得快速，因为跳得太快，就看出来了。

“凡持真脉之藏脉者，肝至悬绝急十八日死，心至悬绝九日死，肺至悬绝十二日死，肾至悬绝七日死，脾至悬绝四日死。”他这里头告诉你，藏脉中间有个功能，我们普通练气叫作元气。脉的基本发动，真脉、藏脉，这个也分阴阳的，动的为阳，迟的、慢的为阴。“凡持真脉之藏脉者，肝至悬绝急十八日死”，在病情危急时，你把脉一碰到肝脉这一部分非常紧急跳的，配上病情，配合其他的条件，十八日就死了，这是特殊情况的判断生死。“心至悬绝九日死”，心脏脉空了，两头搭不上了，虽然他还活着，你再看他的气色，这个病人九天就有生死危险，判断也很复杂。

“曰二阳之病发，心脾有不得隐曲，女子不月。”他说“二阳之病发，心脾有不得隐曲”，这是讲一般的病情，是心脉，心脏这一部分。脾脉，我们讲肠胃重要是脾，你们学中医的有没有学解剖学啊？解剖一下你就懂了，没有看过死人不要学医了。“女子不月”这个女孩子月经不来了，你摸到脉跳到这里就是怀孕了。所以万一女孩子碰到这个脉象，你自己摸一下，这个脉这里有跳动，赶快想办法，要不然爸爸妈妈知道了会骂你。好了，下课。

第二堂

生死离合的问题
渗透进体内的风
内部及胃的毛病
说梦
病和梦
体内的三尸虫
思乡病

生死离合的问题

刚才吃饭以前我们讲到生死离合的问题，我们活着有几个大问题，譬如清醒与睡眠；怎么清醒？怎么睡眠？精神思想是怎么来的？究竟是唯心还是唯物？是在脑子里头想吗？现在科学医学说是脑子，但是，究竟是不是脑子在思想，还是个大问题。现在脑科学研究非常发达，尤其在国外。

我们东方这一套，中国与印度这个打坐修行，在外国越来越流行了。现在脑科学在国外有很多的研究，甚至用机器可以测验，做工夫的程度也可以测验得出来；甚至思想会有颜色出现的机器也有了。只是我们国内还没有。另一个是白天思想跟夜里做梦的问题，其实《黄帝内经》里头都有了。

刚才讲到生死这一篇里，那些病人怎么死？怎么生？几天死？几个月死？都是可以诊断的。所以我们生命的脉象，过去只用三个指头把脉，其实不是只靠三个指头，是靠观察气色，再用三个指头按脉象才可以诊断出来。甚至印度的医学变成中国密宗的方法，学密宗的人经由两个鼻子的呼吸，可以测验出来个人大约还有几年寿命，或者活到多少岁。这些都是可以预知的，属于生命的科学，不是迷信；因为一般人不知道，而把它当成迷信了。《黄帝内经》里的这一段，我们只提了一个要点，详细的要配合去研究。

除了这些以外，快死的人是不是拉得回来？有可能，但不是靠医药，而是靠自己。我再三提过道家的观念，是有药救命的，这个药不是矿物质也不是草药，而是本身生命本有的，要自己把它发动，也就是精气神三样东西。我们吃饭以前提到这一篇，也请大家注意。

渗透进体内的风

“其传为风消，其传为息贲者，死不治。”风是什么？我们医书上讲“传”，“传”又是什么？譬如我们伤风，我常常说伤风跟感冒是两个东西。我们过去都讲伤风了，受凉了，那是没有细菌的，是风邪的进入，衣服穿得不够，或者某一部分有风进来了。风从皮肤都可以进来，重点在鼻子。感冒有细菌，伤风不一定有细菌，不过伤风停留久一些就长细菌了。

水果放在那里没有虫的，水果烂时，是从里面烂起。所以有句古文，是说做人的道理，也是政治上的大道理：“物必自腐而后虫生，人必自侮而后人侮之。”他说如果自己里头开始烂了，内在的功能不行了，慢慢才腐朽，水果才会生虫，是物理的自然反应。做人也好，国家的政治也好，如果自己内部搞不好，出了问题，别人才乘机而来。所以学医跟政治的原理常常是连在一起的。其实整个的社会，整个的国家，还有我们的身体都是同一个道理。

所以讲到这个“传”字，伤风感冒，外面传进来先到鼻子，鼻腔里有细菌的话，感冒停留十天八天，没有另外并发，肠胃没有不好，细菌在鼻腔里就死亡了，变鼻水出去了。如果肠胃不好或者有其他的并发症，伤风马上变成感冒。风一部分一部分地渗透过来，这个“传”就是渗透。所以看中国古文的医书，就要看清楚，才知道什么叫作“传”。

“其传为风消”，譬如说伤风一进来，鼻子受凉，消就是深入严重了。我常常告诉年轻人，把领子拉高一点，尤其现在女孩子爱漂亮，受西方的影响，袒胸露背。我们中国人以前领子是高的，现在是越露得多越好，是时髦漂亮。我说将来下个世纪的人不要穿衣服了，最好把皮都扒掉，那就更是漂亮。现在人爱瘦，以前人爱胖，这个里头还有很多政治风气的作用。这个进来的风，气传过来了，“其传为息贲者，死不治”，他说我们里头的气很充足时，虽然走动传布，并没有关系，贲就是自己内在的生命本身的风力不够时，气息积结了，就死了。

内部及胃的毛病

“曰：三阳为病发寒热，下为痈肿，及为痿厥腨痟。其传为索泽，其传为颓疝。”如果再严重时，这个里面有发炎，发炎过分了，慢慢内部有腐蚀的作用就变成痈肿，生瘤子、生东西。我常常发现很多人去检查，发现有个东西，怕死了。其实不要怕，自己可以调整，也可以吃药，也可以用呼吸的方法慢慢地减少，把它消了。

“曰：一阳发病，少气，善欬，善泄。其传为心掣，其传为隔。”这是讲阳气，我们讲了半天是依文解字，照文字作注解；读书不能这样读，要自己实证。“一阳发病”就是现在人讲体能不够了，自己的健康不好就发病了。气少一点，咳嗽或者是拉肚子，慢慢地严重了，“其传为心掣”，这个衰弱的功能到心的部分，这个心不是理念抽象，是实际的在胸口部分。“其传为隔”，人就不大想吃东西，我们晓得是隔食病，就是隔住了。有时候做医生开药，给你吃什么药呢？很高明的医生给你吃清喉咙的药。喉咙的药跟胃上的隔食病有什么关系呢？绝对有关系。譬如有个成药叫“清咽利膈丸”，我们说咽喉，左边是咽，右边是喉；我们吃东西，咽下去经过喉咙到胃，当咽下去时，气管会收缩一下，这个很巧妙；所以左边是咽，右边是喉。

我常常笑有些演电影的朋友，因为我的朋友很多，也有电视公司的老板，也有搞电影的。我说你那些演员训练好一点嘛！他问怎么啦？我说有些武术都不对的，剑都乱砍。剑怎么拿，刀怎么拿，我看都不对。我说人拔剑自杀，看到你们杀的部位不会死的，那是喉管，断了也可医治。

你看唱京戏的拔剑自杀，一定是气管，一断就死了，我说你怎么演的啊！他说老师你去一下现场指导。结果我去了，那些电影演员武术有人替代的，演员本人没有本事，都是替代的演出来的。结果弄了半天，我说你这个脚步也不对嘛！这个拳也不对，搞了半个钟头。那些人说，老师请你回去好不好！你站在这里我们没有饭吃了，我们是演戏的，你教我们真的！我说有道理，就不讲了。

这一段我希望你们看一下，读一下，我想争取时间，赶快跳过去讲别的，我这样做对你们不是不善良，很善良，希望你们自己多用功看一看。可是对不起你们，因为一篇都没有讲完，我只能提到一点；整个《黄帝内经》东西很多，要在几个钟头里面讲完，很难。

昨天有位大医生，我笑他是我的医师顾问，他也在这里听课，他说，当年他读医书的时候，这些是不准看的。前几十年，这些都是属于唯心的，现在重新来听感慨很多。你们年轻的一代，多读这些书很有用处，因为这也是中国文化的宝库。

说梦

下面我们讲有关梦这一段，我们先找到卷五《脉要精微论篇第十七》这一篇。我告诉大家一个习惯，千万注意题目，这一篇的题目很重要，题目不是乱编的，这个是脉要的精微。

“是故声合五音，色合五行，脉合阴阳。是知阴盛则梦涉大水恐惧，阳盛则梦大火燔灼，阴阳俱盛则梦相杀毁伤，上盛则梦飞，下盛则梦堕，甚饱则梦予，甚饥则梦取，肝气盛则梦怒，肺气盛则梦哭，短虫多则梦聚众，长虫多则梦相击毁伤，是故持脉有道，虚静为保。”

这一段就提到了梦，只提一点。几千年的医经注意梦的研究，但是《黄帝内经》只提一点点；我们中国儒家的书《礼记》里头也讲到梦。至于学佛，尤其在西藏，我就常常笑学密宗的念咒子打坐，经常来谈梦这个东西：哦！我昨天梦到菩萨告诉我什么。我说中国人一句老话叫“痴人说梦”，老是来给我讲梦，听到就烦。我说那是与医学有关的，其实梦是精神的反应。

每一个人都有梦，前天也讲到，一辈子没有做过梦的人很少，当然也有。我碰到过几个，有男的有女的，一辈子没有做过梦，很特别。我们普通人睡眠，拿医学来讲，脑不是全部休息，只有一部分休息。

还有，人自己可以造梦，这个不能玩。有一种方法，道家、密宗都有，就是有一种做巫师的人，用这个方法修梦成就。修成功了可以前知，什么人来看他，问他什么事，都知道。他似睡非睡练习的，很危险，脑神经会错乱。

我们每人每天都有梦，有思想就有梦，但是睡醒后，都觉得睡得很好没有做梦。其实有梦，但是忘记了。真正记忆力很强，打坐修定的，修道家佛家功力高有定力的人，他完全清楚自己的梦。我们普通人一醒来梦境就大多不知道了。

譬如你观察研究一个人，学医的真的要看的现象很多，我们看一个人睡觉，没有一个安详的，保持一个姿势不动绝对做不到。任何人躺在那里睡着了，不是脚动一下就是手动一下，抖一下，一定动的。有些躺在那里还在笑，还在哭，再不然像我们带学生带兵多了，看这个家伙没有睡好，他那个眼球睡着了还在转动，他在做梦。而且还可以造梦，故意害他，在某个穴道上一点，他就做梦了。这些同医学都有关连，就是梦的道理。

还有你们到街上去看，过去那些都是禁书，现在很流行，就是周公圆梦的书。为什么用周公呢？孔子也做梦啊！孔子说“久矣，吾不复梦见周公矣”，孔子自己承认常常梦见周公。《庄子》里头讲“至人无梦”，愚人也无梦。除非得道的人，工夫到了没有梦，白痴的人也没有梦。真正好好地修持，很清爽的，可以自己有意去做梦，乃至第二步工夫可以控制梦，第三步工夫可以变更梦。譬如梦到火了，我把它变成水。还有梦中梦，不晓得你们有多少经验，像我年轻的时候有几次，自己晓得在做梦，自己梦里说我在做梦了，我偏要把这个梦改变，做别的梦，它马上变另外一个梦，这叫梦中梦。现在医学上研究精神科的问题，从西医来讲，精神科与脑科都与梦有关连的。

病和梦

《黄帝内经》告诉我们，身体阴盛就梦到水了，而且你很害怕给水淹了，这就晓得自己身体阴气太盛。你们学中医的知道，吃一点药就把它改变了，不改变可以锻炼一下身体。

《周公圆梦》上很多的迷信，不过有时候迷信还是与现实生活有关的。倒霉的时候梦见黑暗的东西比较多，运气好的时候，亮的多；很少人做彩色的梦，多半是阴的。梦中能够看到彩色的很少，梦中见太阳光的更少，几乎没有，但是也可以做到。阳多梦到火，阴多梦到水，阴阳俱盛就梦到打架，或者参与战争，或者梦到杀人。

“上盛则梦飞”，这个梦像我小时候经常做，很舒服，要飞就飞起来，而且看到房子，看到什么的，很舒服。现在老了，飞不动了，没有力气了。当然你们年轻还可以，就是气盛而且沉不下去，则梦飞，自己在空中飞，但是飞得不高，飞得很高那是工夫了。

“下盛则梦堕”，有时候梦到去旅行，到高的地方跌下来了，晓得自己本身有问题。太饱了就梦到给人家东西，太饿了就梦到想吃东西。肝气盛容易发脾气，梦中跟人吵架，自己就晓得肝气太盛。或者我们梦到遭遇很多事情，很难过，伤心痛苦的事多，那是你的肝有问题了。太内向，情绪不肯发出来，闷在里头，肝就有问题。肺气太多就梦哭，肺部有问题，梦到悲哀的事，爱哭的。

体内的三尸虫

“短虫多则梦聚众，长虫多则梦相击毁伤。”所谓虫是寄生虫。以道家来讲，我们这个身体不是我们自己的，是个世界，每一个细胞是一个生命，而有很多的细菌在寄生。所以道家说我们身体里有三尸虫，很多很多，所以要把三尸虫杀死。道家用的药，过去炼丹黄金啊、白银啊，这些毒药炼成丹吃下去，把身体的三尸虫杀死。他的意思是把肠胃变成黄金打的。这是我的想象，你想想看，五脏六腑变成黄金白银！他的目的是杀三尸虫。

我们身体内部的世界，照西方医学的研究，假设吃一碗饭，自己需要所吸收的不到四分之一，其他的供给内部那些众生的需要，尤其我们中国人喜欢吃白饭。我们抗战的时候和日本人打仗，打得粮食都没有，日本人如果没被原子弹炸，最多再一年也就投降了，因为没有粮食。德国人研究，把中国人的大便提炼养分出来还可以打三年。这是真的，不是笑话，所以德国人很怕。因为我们中国人，尤其南方人喜欢吃米饭，五六碗七八碗塞下去，都没有消化掉，提炼出来还是营养。

我们吃下去很多营养都在喂虫，而且我们人体内部没有那些虫还活不了。譬如蛔虫，现在医学怎么研究我没有接触了，过去西方的研究，人体里头总有一根根很小的蛔虫，它帮助你肠子消化。因为它在肠子里头，所以有时候肛门发痒；女性呢，则前阴后阴偶然发痒，也是小虫细菌。所以我们整个的身体有三尸虫，全球现在有六十多亿人口，我们身体内也有六七十亿众生，你把身体弄健康，也做了功德，因为里头的生命要活着；身体生病了，你对不起这些众生。所以这里讲“短虫多则梦聚众”，梦中觉得很多人，就像军人带兵，自己站在上面阅兵，这个境界很痛快，很威风。实际上以病态来讲，是里面某一部分的小虫多。如果长虫多，则梦到打架。

“是故持脉有道，虚静为保”，作为一个医生，对于病象、心理作用，都有它一定的诊断规则。所以说光看脉象，三个指头一按，或者舌头一看就做诊断，以《黄帝内经》来讲，太草率了。要多方面研究清楚，望闻问切这些条件都要包括在内。

思乡病

下面是讲按脉的问题，又讲到原来春天的情况，所以很多篇要集中起来研究才好。你们年轻正在读书，也可以把《黄帝内经》中间的某一段要点抽出来，跟前面要点配合起来，把它连结起来。譬如我们昨天讲到一年四季春夏秋冬，这里又提到这个，不过脉象内容不同，不是重复。

“春日浮，如鱼之游在波。”这是讲气脉的活动，乃至脉象。所以春夏秋冬看脉，你要把时令分清楚。至于这一篇，我个人的经验，地区不同看脉不同。譬如我是浙江海边人，抗战和日本人打仗的时候我在四川，那个时候四川不是现在哦，现在是买一张机票到西藏都很容易。我们那个时候是“蜀道难，难于上青天”，这是李白的诗，那是很困难的。到四川我接触那些学医的朋友，他们的理论不同，诊断也不同。所以看病的时候，都要了解背景。

现在年轻人移动的多，有些北方人跟着父母南方长大；西部的人，跟着父母在东边长大。但是我的习惯，还是像当年带兵带部下一样，你贵姓啊？叫什么名字？再一个就问履历，因为每个地方的人，个性、生命、能力都不同。譬如你带一个部队，一半是汉人，一半是穆斯林，那你伙食要办得不同。北方人一个礼拜不吃面，当兵的不得了，赶快做面吃。南方人在北方一个礼拜不吃白米饭，活不下去了。这些你们现在都不知道，将来你听懂了，才知道学医、做人，道理都是一样。

譬如我有一次，抗战在四川，我年纪还很轻，忽然难过生病了，我就找中医看，也吃了两三帖药，我也自己认为懂一点医的。那个西医的朋友说，哎呀！你这个有问题啊！问题在哪里他也讲不出来。有人告诉我，成都有一个老医生，是儒医。儒医不是做医生的，是在家里读书的，前清的举人。他医理很好，也不大给人家看病；不过你不同，叫某某人给你介绍就行了。这是一个老前辈，成都的五老七贤之一，都是有学问、地位的人，前清的遗老，名气很大，他一定会买你的面子，去找他介绍就成了。

我就去找他，说某某老先生医道很高明，听说他门槛很高——古人大门进来有个门槛，地位高门槛就高——所以请你介绍。他说我陪你去。听说刘遗老来，医生出来大门迎接，遗老替我介绍，当然替我吹捧一番。

他很讲礼貌，我也很礼貌，不过我穿传统的军服，那个老一辈的人看到这个军服啊，两个味道。我说对不起，我没有别的衣服。哎呀！你们现在为国家出来打仗，值得尊敬啊！

他看了半天说你没有病啊！我也觉得我没有病，只是一点精神都没有，而且觉得很难过。他又说你是有病。他刚才说我没有病，现在又说有病；他说对不住，你的病是“思乡病”。听到这一句话，我当时精神为之一振。我小时候出来读书，祖母包了一包故乡的泥巴，用绸布包得好好的，压在我那个书箱下面。她吩咐我，孩子，你到远地去了以后，有时候难过，自己家这个泥巴抓一把，泡一点水喝了就会好。祖母讲的，我当然是！是！是！觉得开玩笑，哪有这个事，不过她已经放在书箱里，当然要带走。

儒医提这一句话，我就想起祖母的泥巴，可是我的书箱，打仗走那么远早就丢了，书也丢了。我说老前辈你说得对，现在怎么办？他说你是脚底人吧！四川人讲外省人叫脚底人，长江下游，在他们下面。我说是浙江人。他说你去买一点浙江的咸鱼吃就好了。哎呀！越听越高明，赶快站起来行个军礼，出来叫部车子直奔那个市场买咸鱼。到了浙江咸鱼店门口，闻到那个咸味，一闻就好了，又把很贵的咸鱼买回来吃了。真是高明的医生。讲到这里，一个钟头了，先休息一下。

第三堂

关于梦
危险的梦游症
气合成为有形
五色 五味 五气
吸收营养的心脏
肺里的气魄
精与魂 藏肾肝

关于梦

刚才讲到梦，《黄帝内经》所提到的梦只是一部分，《礼记》上也有一部分，大致相同。梦是个很深的学问，医学同心理学、同脑的关系，以及神经科学都有关连。你们年轻人听了不要拿到鸡毛当令箭，因为在《黄帝内经》里，讲梦就是这几个原则，如果拿这个来概论一切的梦是不对的。

再补充一下说，梦是很奇怪的东西，佛经上有一句话“如梦如幻”，对于整个的世界看成一个梦。《庄子》第二篇《齐物论》，最后结论有一个蝴蝶梦。中国文化中《庄子》的蝴蝶梦，吕纯阳的黄粱梦，唐人笔记里头的南柯之梦，都是哲学方面的东西，也是科学，讲人生活在这个世界，生死存亡就是一场梦。所以你们看过《三国演义》刘备三顾茅庐那一段，提到一首很有名的诗，是诸葛亮在南阳高卧隆中，起来跟刘备见面时所作的。

大梦谁先觉　平生我自知
草堂春睡足　窗外日迟迟

人生是个大梦，这个梦真正研究大概分五大类。《黄帝内经》《礼记》所讲到的是“病梦”，是身体里面有一种变化的现象。《黄帝内经》这一段我给大家抽出来介绍，有一种是“思梦”，与思想有关的梦，所以平常我们讲“日有所思，夜有所梦”。梦很奇怪的，有时候梦到过去心里的片段，不是这一辈子，包括多生累积的事情的片段，连起来变成梦，所以梦能够知道过去。但是也有很奇怪的梦，能知未来，不晓得你们有没有经验。我年轻的时候做梦，梦到从来没有到过的地方，后来到了那个地方，觉得这个地方我来过，想不起来是什么时候，一下想起来，是在梦中，一模一样；甚至没有见过的人，也会在梦中先见过。所以梦能知未来，也能知过去。

有时候自己有一个思想出来了，譬如相思病的人，梦中就会团圆，所以唐人的笔记小说《倩女离魂》，就是描述离魂症的状况。医学里头也有这个。中国的医学离魂症，男女爱得太厉害了，结果灵魂出窍，离开身体了，还跑到对方的家里结婚。过几年回来把全家吓死了，因为她还躺在床上，等于一个植物人。然后带她到房间一看，床上那个活起来了，灵魂跟身体又复合了，这是有名的《倩女离魂》。这个历史上的故事，不完全是小说，这种叫离魂症。

危险的梦游症

另外有一种叫梦游症，夜里梦游，尤其是带部队、带兵的时候，最怕这个事情。这个名称过去部队里叫“闹营”。所以做首长、做长官很痛苦的，要懂种种的状况。譬如你带一百个兵，要先观察环境，这个里头牵涉到迷信了。如果住人家的庙子，住人家的祠堂或者老房子，带兵的有地方就住，管他风水好不好！可是你要管，因为就怕碰到一种状况，一百个人正睡得好好的，忽然有一个兵起来拿枪，子弹上膛，冲啊！这个是闹营，就是梦游症。当然带兵官碰到这样一定倒霉受处分，因为带领得不好。

碰到闹营，带兵官自己要镇定，如果自己昏了头，那就很严重了。这个时候第一个就要喊口令，全体立正，然后卸装，全部睡觉。第二天问他做了什么事，统统不知道。这种病症，现在命好没有碰到，碰到战争的时候，你是学中医西医的，请你做军医，这个时候军医的责任很重要，要懂这个梦的问题，梦的学问是很深的。讲到这里，你不要看了一点《黄帝内经》，就以为听懂了，梦也知道了，那我就告诉你，你还在做梦，没有完全懂啊！

气合成为有形

现在我们看卷三《六节藏象论》这一篇，我们挑重点来讲。

“帝曰：善。余闻气合而有形，因变以正名。天地之运，阴阳之化，其于万物孰少孰多，可得闻乎？”

这是大问题，很大的科学问题、哲学问题。黄帝问道，听说“气合而有形”，我们人生下来，佛学讲这个生命是三缘和合，除了精虫和卵子外，必须有一个东西，佛学叫“中有”，就是我们普通讲的灵魂，必须要有中有身和男人的精虫女性的卵子配合，才能构成一个人。这是佛学来的，讲生命的道理，也有科学道理的。

《黄帝内经》这本书，我们不管是什么年代，至少这一本经是在佛经还没有来中国以前就有的。它的道理和佛经说的一样，“气合而有形”，不是精虫和卵子结合就变成生命的形体，中间有个东西，佛学讲中有身，这里讲有个气，跟它一结合变成了生命。“气合而有形，因变以正名”，气跟精虫卵子结合拢来起变化，才变成胎儿。这个正名是说因为三种原因变化，才有人类自己创造的这个“名”号。

“天地之运，阴阳之化，其于万物孰少孰多”，这个东西，都是天地的功能变化出来的，而且生出来的人有聪明的，有笨的，有白的，有胖的等等不同，中间这个账怎么算？

“岐伯曰：悉哉问也，天至广不可度，地至大不可量，大神灵问，请陈其方。”岐伯答复黄帝的话，在这一篇里头非常奇怪的，你看这个文字“悉哉问也”，别的文章很少用这个字句，意思是说太难了，你问的是太难的问题，这个问题太大了。天，这个天不是物理世界天文的天，这个天是代表形而上的天，本体功能的代号。所以中国的古书碰到两个字很讨厌，一个天字，一个道字。“天至广不可度”，这个虚空有多大，功能有多大？佛学的四个字最好，“无量无边”，无穷的大，至广不可度。但是地也是至大不可去量，你说地球可以量得出来吗？也不一定讲这个地球，别的地方也有东西。“大神灵问”，这里不称黄帝了，称黄帝为大神灵。你问我这个问题，“请陈其方”，黄帝的老师讲话非常客气，很谦虚的样子。我大概报告一下，是大概的分析。

五色 五味 五气

“草生五色，五色之变不可胜视。草生五味，五味之美不可胜极。嗜欲不同，各有所通。”这个草代表一切的植物，大地上的植物有红、黄、蓝、白、黑五色，而五色七彩十彩的变化“不可胜视”，你看不完。过去大学里有博物这个课，是研究植物的；现在大概分得更细了，园艺啊、植物啊，很多的分类。他说“草生五色，五色之变不可胜视”，人的知识很难统统了解。而且每一种草有五味，咸甜苦辣酸，“不可胜极”。神农尝百草，你学医学药，连百草味道自己没有真尝过?!——太多太美了。我昨天碰到一个青年朋友，做医生的，很了不起，我还叫他正式去研究草药。你不要认为开个单子，到药店就买来了，那是干的；草药原形你看都没看过，原味也没有尝过。学医的除了要学原理，草药植物的东西一定要懂。

“天食人以五气，地食人以五味。五气入鼻藏于心肺上，使五色修明，音声能彰。五味入口藏于肠胃，味有所藏，以养五气，气和而生，津液相成，神乃自生。”

“天食人以五气”，你看颜色，有时候颜色对身体也有影响的。地上则生菜啊、米啊，给人五味来吃，都是为了人的生命，所以天地人，人在中间。“五气入鼻藏于心肺上”，五色五味后面的功能叫作气，五气入鼻，香味进入鼻子藏于心，等于心脏连带肺都有关系。鼻子的呼吸，呼吸系统跟肺有关系，一直到肾。所以中药有五色五味都要分别清楚。“天食人以五气”与“以养五气”两句中的五气不同，前者指外在物质的气，后者五气是代号，是内在气的变化。

“五味入口藏于肠胃”，就是到胃里去。“味有所藏，以养五气”，给了生命本身的营养。“气和而生，津液相成，神乃自生”，吃进去的东西五色五味，到肠胃接受了，消化了，变成了液体。其实液体在胃里头是滋养，滋养变出各种营养，乃至变出了内分泌，变成血，变出了无数的东西。有了这些后天的营养，我们的心神才自然而生。这是讲一个原则，这几段原则里头，包含的内容很多了。

吸收营养的心脏

“帝曰：藏象何如？岐伯曰：心者生之本神之变也，其华在面，其充在血脉，为阳中之太阳，通于夏气。”

黄帝问：五脏藏象怎么样？岐伯答说“心者生之本神之变也”，这个心不是佛学的心了。你要注意，不要看到心，就认为跟佛家讲一切唯心那个心一样，都是中国字，两个意义不同。佛学讲一切唯心是借用这个心字代表本体；我们本有这个心，就是这个心脏。这个心字怎么写？同我们心一样，这里一个窝，另有三点，上面这一点不落实的，在上面跳跃，思想不定。这个心是象形，非常有意思。

我刚才声明，佛学的心是借用中国的心字讲本体论。心啊、性啊，都是借用的。“心者生之本”，这是讲心脏的心，心脏是最重要的，心脏停止跳动就死了。但是心脏是神之变，不是心脏变出神来，是神变出心脏来，这个道理要搞清楚。这就告诉你，读古书要有另外一只眼，不要被它的文字句子困死，那就不会读书了。

“其华在面”，神变的心，营养充满就变成精神了，变出来的。营养够不够？在脸上气色看得出来。其实四肢都有，手足全身体都看得出来。譬如人老了长老人斑，这也是华。“其充在血脉”，吸进营养以后就变成津液，变成血了。

“为阳中之太阳，通于夏气”，所以我们看病按脉是一个诊断的方法，不是全体的诊断。其实手这里也有脉，脚背这里也有，臀部两边也有，很多的地方都有脉，不过我们采用的是这个方法。所以诊断脉也是很重要、很深的一门学问。他说这个血脉阳中之太阳，很明显的在外面。“通于夏气”，夏天的气候，丽日当空，文学上这四个字，形容太阳很明亮。

肺里的气魄

“肺者气之本，魄之处也，其华在毛，其充在皮，为阳中之太阴，通于秋气。”

我们中国人讲，人活着时精神分两个部分，灵魂与魄。魄是什么？是中国提出来的，这个西医没有研究了。西方人讲的灵魂与我们讲的灵魂不同，我们的灵魂有气魄。譬如说“这个人很有气魄”，就是这个魄，是一种生命精神的表现，魂是精神的那个作用。

所以我们小时候读书，没有现在孩子那么幸福，偶然古书上看到人画的魂魄，在做梦的时候，头顶上一个东西出去，这个叫灵魂出去，古人认为做梦是灵魂出去。

肺气的根本是魄，中国这个魄字是鬼字旁边一个白，白色的鬼。我们的肺也同猪肺一样，猪的肺买来，外面有一层很薄的膜，白的，很细的尼龙丝一样。所以我们有时候有痰，肺活动不好，因为外面这个薄膜包着洞眼，水就不通了，就有痰就气喘了。肺是藏魄的地方，这个魄化的气几乎无影像。“其华在毛”，外面看到在皮毛，是它作用的呈现。“其充在皮”，皮肤充气了，“为阳中之太阴，通于秋气”，同秋天的气候一样，有一点肃杀之气。所以中医所讲的人体跟天地连起来讲，人身就是个小天地。

精与魂　藏肾肝

“肾者主蛰封藏之本，精之处也，其华在发，其充在骨，为阴中之少阴，通于冬气。”

肾脏我上次提过了，不是完全指两个腰子哦！由腰子以下包括睾丸，上面通脑，整个都是肾气的关系，千万不要忘了。如果认为两个肾脏代表了肾，有许多医书你就看不通了，有问题了。肾就是从下面的生殖器，上来到两个排水的道都属于肾。“封藏之本”，是收藏的仓库的根本。“精之处也”，不是讲男女的精哦！是全身精力所在的地方。“其华在发”，在头发。所以我们看到中年人，到了五十岁男的女的都一样，许多聪明的头发都掉光，至少中间露顶了。“其充在骨”，它的充实在骨髓。“为阴中之少阴，通于冬气”，所以春夏秋冬都有关系。我今天下午说过，四时之气在人体上要活用的，同那个活子时的道理是一样的。

因为只有明天三个钟头了，只能大概做一个结论。

“肝者罢极之本，魂之居也，其华在爪，其充在筋，以生血气，其味酸，其色苍，此为阳中之少阳，通于春气。”

刚才讲到肺是魄，肝就是魂，我们这个精神灵魂在这个地方。“其华在爪”，指甲。所以很多看相、看病的，我还记得有看指甲的。我是乡下出来的，我们那里有一个老太婆，我也是她接生的，那个时候没有妇产科，叫作接生婆，我对她都很恭敬。小孩子有病就请她来，我就跟在旁边看，她一来就看指甲。我小时候很调皮就问她，太婆啊！你怎么抓这里就知道什么病？她看这个经脉的气色，就晓得这个孩子怎么样。“其充在筋”，筋跟骨不同，外面的筋是血脉。“以生血气，其味酸，其色苍”，所以肝喜欢酸味，它的颜色是紫色，青苍的，青颜色带一点红。

“脾胃、大肠、小肠、三焦、膀胱者，仓廪之本，营之居也，名曰器，能化糟粕转味而入出者也，其华在唇四白，其充在肌，其味甘，其色黄。”

脾胃、大肠、小肠、三焦、膀胱等于一个仓库的根本，营养的营就在这里。

下面我们把它念完。

“此至阴之类，通于土气。凡十一藏取决于胆也。故人迎一盛病在少阳，二盛病在太阳，三盛病在阳明，四盛已上为格阳。寸口一盛病在厥阴，二盛病在少阴，三盛病在太阴，四盛已上为关阴。人迎与寸口俱盛，四倍已上为关格，关格之脉赢，不能极于天地之精气则死矣。”

第五讲

五月六日

第一堂

认真看待文化
文化断层怎么办
世变的感叹
升平之后呢
《黄帝内经》的特点
神是什么
说辟谷

认真看待文化

今天是我们最后一次研究，我对大家感到很抱歉，这一次开这个课由《庄子》到《黄帝内经》，是几方面的因缘。一个是绿谷集团的吕松涛这位老板，因为他对中国医药问题有很深刻的了解，所以跟他谈起来启发了这次的课。其次是科技大学的朱校长，因为维护中国文化，更维护中医跟西医的沟通，知道《内经》里头有科学的大问题，所以他不怕批评，公然站出来讲这个问题。

但是以我个人来讲很抱歉，有一点后悔，也很惭愧，因为《黄帝内经》里的要点对大家没有讲清楚。我刚刚跟老同学们也谈到了，所谓老同学有些都七八十岁，八九十岁都有。我过去的学生，在我四五十岁的时候，有些老同学也有八九十岁的，还有一百多岁的老学生。

我讲学生并不是说我真是他们的老师，他们尊称叫我老师，我一概不承认的。因为我有个原则，就是孟子的一句话，“人之患在好为人师”，人生所犯的最大毛病，就是喜欢自称有学问、有智慧、有道德，喜欢做老师教训人家。几千年前孟子就提出这一句话。所以我从年轻起下定决心不做人师，但是全部这些事情，任务都要做。如果自己认为比别人高明，是个老师，已经没有资格做老师了。所以你们都说看我的书，我想有些书你们没有看，在我一本诗集里有四首诗，说到自己耻为人师。儒释道乃至普通做人，我都不够资格做人家的老师，这是我的口供，自己坦白的诗，我想你们大概没有注意到。

今天时间很短，一直到晚上只有三个钟头，讲不出什么东西来。所以我自己从昨天到今天深深地反省，自己又做了一件错事，很惭愧对不起大家。不过大家也不一定对得起我！有许多人来，的确是真听课的；但我讲老实话，我十三岁开始就做老师，后来我一辈子没有离开过教育。我带过兵，文的武的学校我都教过，我是比较严厉的，要求非常严格，一个行为、一个动作错误，我就看不惯。所以我们服务的这些同学说，跟着我做事很可怕；但是也有可爱的一面。由于我要求很严格，所以这一次这个课真正能够听进去的，在我的观察没有多少人。可是有一点影响，有这一点影响，就对中国文化产生些希望了。

文化断层怎么办

我们中国文化断层了，这个断层是从“五四”运动开始的，我的书上都有，你们说看过我的书，我的书上几十年前已都讲过。中国文化到“五四”运动拦腰砍了一刀，到“文化大革命”再遇一劫。我们几千年的文化遭此重创，是我们全体中国人对不起自己的国家民族，对不起自己的老祖宗。所以我几十年都在为接上文化断层而努力。当年我从峨眉山闭关下来的时候，也考虑自己，以后走哪一条路？怎么办？什么路线才能尽我人生的责任？当时只想到郑板桥的两句话，只希望自己在蓬门陋巷，教几个小小的蒙童。就是说回到乡下，找些小学生教教书，了此一生。

但是我也经常跟同学们讲，我这个人运气不好，这八九十年一百年之间，像国家民族的命运一样“生于忧患，死于忧患”。从十几岁起想做一个普通人，碰到时代的变化，我说自己过了六个朝代。前面经过北洋军阀的变乱，接着是北伐的阶段，天下乱了，这个历史你们都知道。那个时候的青年都对救国家救民族非常的热忱，大家都想出来宁愿牺牲性命救这个国家。这个热忱你们不能想象，因为你们没有经过这样的时代，没有这个社会环境。

所以年轻的时候学军事，带兵打天下，就碰到了日本人发动侵略战争，抗战八年，我在大后方待了十年。紧接着是两党之争。孔子说“贤者避世”，有学问有道德的人，避开这个世间社会；“其次避地”，差一点的没有办法就找地方躲开。但是溜到哪里去呢？又不愿意到外国去，最后考虑还是到台湾，到底还是中国，这一住就住了三十六年。两个阶段，寿命已经去了五六十年了。然后发现台湾也有变动了，又避开了。没有地方避，所以到美国去，在国外漂泊流浪，在我感觉是流浪。可是一般认为到外国多好！在欧美转了一圈发现还是不行，所以避世也非常难。

而且人的因缘也很奇怪，就是辛稼轩的两句词——“此身忘世真容易”，一个人丢掉了社会世界尽管很容易，“欲世相忘却大难”，要社会、国家、朋友们忘记了自己，反而做不到。辛稼轩是南宋有名的词家，也是军事家，也是学问家。

《左传》讲人生三件事，“立德、立功、立言”。像这些教主式的人物孔子啊、老子啊、释迦牟尼啊、耶稣啊、穆罕默德啊，他们走立德的路，我们做不到。立功，我们对社会没有贡献。写几本书叫立言，我那个书不算数。你们许多因为这些书仰慕虚名，好像对我信仰，我非常反对这个事；所以我看到人家拿书来叫我签字，我很反感，真的告诉你我很反感。因为我们小的时候，社会没有签字这个风气，后来因为有了电影，大家喜欢找明星来签字。在我们的老观念里，不管你什么名演员什么的，都是演戏的，唱戏的，找他签字是好玩。现在流行在书上签名签字，这几十年当中，怎么变成这个样子？所以我的心情今天向大家表明，忏悔一下。这一次讲课也等于对不起大家，没有讲好，不过组织发起的绿谷集团，办得也是有点混乱，这个慢慢再检讨。

世变的感叹

讲到这里忽然有点感慨，所以在“文化大革命”那个时期，我在台湾，别人不知道中国的变化，我都很清楚。因为国民党中央党部、政治部任何的资料，及大陆出的报纸，一收到就拿到我那里看一看。一般人如果保存共产党的资料，是要杀头的，我也不是官也不是民，承蒙他们看得起，所以我房间堆满的都是大陆的资料。看到那个“文化大革命”真难过，当时有一天夜里写了两首诗：

其一：忧患千千结　山河寸寸心

谋身与谋国　谁识此时情
其二：忧患千千结　慈悲片片云
空王观自在　相对不眠人

“忧患千千结，山河寸寸心”，满心是忧愁。“谋身与谋国”，个人怎么办？中国怎么乱成这个样子？从推翻清朝到“文化大革命”，我计算一下，年轻知识分子，很了不起的人才，死的不晓得几千万，都是为了国家民族。现在想到自己身在台湾，“谋身与谋国，谁识此时情”，那个情绪的变化真的无法言表。

不过我写这个诗的时候，在自己私人的佛堂，上面供了观音菩萨，一边看着观音菩萨，我一边自己在感想。所以第二首“空王观自在”，空王就是佛，面对空王，“相对不眠人”，菩萨永远眼睛睁着，我也担心大陆国家民族怎么办，眼睛也瞪在那里，所以是“相对不眠人”。我现在虽然报告过去的心情，但是现在的心情也是一样。

改革开放以后到今天，我已经回到大陆来了，回来以后我首先为浙江修一条铁路。接着我做的就是倡导儿童读经，恢复中国文化，怎么能把断层接起来。第一个原则，向落后地区贫苦读不起书的人推广，现在十几年来影响很大。跟我做的没有几个人，譬如李素美、郭姮妟——她叫沙弥，从十二三岁跟我到美国，一路跟回来做了这个工作，编成了儿童读经的中英文课本。这个工作没有组织，也没有提倡，只是慢慢影响，现在很普遍了。

升平之后呢

可是我告诉大家这二十多年来，在中国历史上，从来没有比这个更升平的时期。但不能说二十多年来是太平哦！只是由乱世改变到达不乱，变成升平社会而已。如果认为现在太平了，在中国文化的架构上说，还是差一大截的。你们年轻同学们不知道，这样二十多年的升平，在中国历史上是少有的。你们太幸运了，教育也普及了，都读到大专以上，可是你说我高兴吗？我的心情还是这两首诗上所表达的，“忧患千千结，山河寸寸心”。

开放以后你看到了平安，但更危险，因为国家的教育方向、宗旨、目标同个人教育方案都没有。你们只晓得开放发展，拼命搞建筑发财，每人都活得很高兴。但是要注意孟子的两句话，“生于忧患，死于安乐”，这就是中国文化。孟子说，国家、个人、社会能够克服种种困难，才能使国家民族兴盛健康起来；如果大家放松了，只向钱看，光搞享受，结果就很可怕。孟子所以被称为圣人，就是看这两句话。

我在美国时批评他们，我说你们快要完了，不到五十年你们就结束了。我这个预言在台湾讲过，现在看来我也替美国悲哀，他们也很可怜，他们西方的文化向科学科技方面发展，科技也是一种文化，但是精神文明的境界没有。所以今天这个课程快要完了，向诸位提出来这个感想，一方面向各位抱歉，因为这次的课没有讲好。

刚刚上课前，有个老朋友跟我谈笑话，我自己也笑了。有人曾送我一首诗，说我是个老顽童，今天看来我真是个老顽童。因为《黄帝内经》这个课，一百多年来好像没有人推广，现在我这个老顽童来推广了。

《黄帝内经》的特点

其实《黄帝内经》与道家的黄老之学，及《易经》、阴阳五行，都与中国文化的精华密切相关。尤其听说医学院不研究这个，感觉实在太可惜了。《黄帝内经》是上古到现在很大的科学，因为这本书不是仅限于医学医病而已。六十岁以下的人，不管是大医生、大教授，对不起啊！很抱歉，我想大概都没有好好把这一本书读完。如果能够下决心把《黄帝内经》好好读一读，不但对医学、医药有帮助，甚至对生理科学、物理科学，都会有新的发现。

所以我们现在讲《黄帝内经》，并不偏向于医药方面，而是偏重于人的生命、养生方面。西方文化讲卫生，我已经讲过那是消极的。我们中国讲养生是积极的，自己保养自己变成健康，活着的时候永远是快乐的。卫生是出了问题时去防止的，养生不是防止，在《黄帝内经》里头，很多有关养生的问题，都是讲心物一元的道理。

《黄帝内经》分两部分，《素问》与《灵枢》，这个大家都知道。我假使要出考试题，就请问什么叫《素问》？什么叫《灵枢》？这个答案很难。简单告诉大家，《素问》是黄帝请问他的老师，生命与天地之间的道理。这些问答的记载，当然不是像现在写的论文一样，所以这个书的一点一滴，都要自己去挖掘其中的宝藏。《灵枢》也是黄帝与医药专家的问答记录，不过问的是岐伯同其他的专家，比较偏重医病方面。两部分的内容综合起来通称《黄帝内经》。

那么有没有《黄帝外经》呢？有的，那就是治国、兵法等。有的并不叫作《外经》，是散开的典籍，很多很多，都是中国文化的精华。所谓“内”是对内部，对身体、生命、个人来讲的，也有编整的医学，定名《黄帝外经》的。

神是什么

现在抽出要点来讲，譬如讲到神跟心的关系，养生最好保持生命的健康等。在卷八的《八正神明论》中，就讲到神，这个神字，不是宗教所谓的神，而是生命的科学。

“帝曰：何谓神？”神是个什么东西？拿现在的话说，什么叫作神啊？精神不是神，那是什么东西呢？

“岐伯曰：请言神。神乎神，耳不闻，目明心开而志先，慧然独悟，口弗能言，俱视独见适若昏，昭然独明若风吹云，故曰神。”

岐伯很客气地说：我向你报告这个神，“神乎神”，古书很好玩，什么是神？他说神就是神嘛！这个等于就是禅宗的答话，问了等于没有答。神就是神，拿白话来讲，这一句话不成话。可是你注意，学过逻辑就知道他的答法很正确，神就是神，前提先搞清楚。下面是逻辑地引申出来；“耳不闻”，他开始答复什么叫神，所以你们学医，前辈叫你们不要读《内经》也是情有可原，因为等于没有答复你，现在讲好像毫不科学。他说所谓神就是耳朵听不见。这是一个问题了，我们耳朵听到声音，为什么说听不见？这里头有科学的道理分类，听是听的功能，是他的作用，最后那个能听的不是耳朵，也不是听觉神经，所以叫“耳不闻”。听见是现象，能听那个功能不属于生理，也不属于物理。等于我常说，现在科学讲光的速度很快，我说你们等吧，有一天会发现声音的速度跟光速一样快，现在科学只讲光速快，声音比较慢，迟钝的。科学还没有定论哦！所以刚才解释什么是神，就是耳朵听不见。

“目明心开而志先”，眼睛能够看东西，心里看到东西很高兴。他还是没有说出来，其实眼睛能够看东西，看到的是现象，是作用，视觉神经后面使你能看东西的那个，是什么东西呢？譬如我们的眼睛看东西，如果拿仪器来测验，每人看法都不一样，光色形象都不一样。都看到是方的，你的方跟我的方有差别，这是科学了。所以眼睛看东西是后面的功能，不是视觉神经，是脑或是别的什么，这是我加上去的。“目明心开而志先”，眼睛能够看东西，心里打开了。哦！我看到这个是花，这是一个人，“志先”，马上产生一个影子，这个佛学叫作分别心。我晓得这是一朵花，这是一只狗，这个分别是自己的意识建立起来的。由耳朵听不见、眼睛看得见而“心开”。

这里补充一句，学医的更要注意，耳朵听不到，眼睛看得见“心开而志先”，引发了思想的分别意识，这是神的作用。所以我们的眼睛跟神有关连，这个人精神不好眼睛就睁不开了。耳朵呢？不通神而通气，“耳通气海”，所以年老了，或者年轻耳朵受了伤，通不到气的部分就听不见了，同肾脏也有关连。

四个字结论“慧然独悟”，因为现在眼睛看着书，你耳朵听我乱七八糟乱讲，听了以后你自己的智慧产生了，领悟了其中的意思，这属于神的作用，也就是“慧然独悟”，你自己悟到了，领会了。所以你们学佛拼命去找开悟，怎么去开悟啊？要你自己去打开智慧。学佛千万不要迷信，一切唯心，你智慧开发了，那个叫“般若”，才能开悟。而糊里糊涂迷信放光啊、有神通啊，讲这个我就烦了；我说你是神通二号，二号就是精神有毛病。什么有神通？都是鬼话，都是脑神经的作用。智慧第一，大智慧是大神通。所以佛经有一部书叫作《大智度论》，成佛是靠智慧，也就是《黄帝内经》这四个字“慧然独悟”。智慧开发了，悟到了，就是神的作用。

那么这个东西无形无相，“口弗能言，俱视独见适若昏”，他说嘴巴讲不出来。所以我们学佛、学禅宗说你开悟了，人家说怎么开悟了？他答复你是“言语道断”，没有办法讲；“心行处灭”，没有杂乱的思想，那个智慧完全明了，什么都明白，这叫开悟。就是无法讲，可是领悟了。所以神这个东西怎么看见呢？“独见”。

佛经上提到一个问题，佛问阿难，你眼睛看见什么？他说我眼睛看到前面。佛又问：闭着眼睛你看得见吗？阿难回答看不见。佛说你错了，闭着眼睛也能看见。所以佛法是很科学的，眼睛张开是看见现象，闭着是看到前面黑洞洞的。除非你睡着了，眼睛也就不看了。所以神的道理是“独见”，自己看见东西，光明来知道光明，黑暗来看到的是黑暗，不是神没有作用。“适若昏”，所以你们大家学佛打坐，眼睛闭着在那里装模作样，昏昏然，暗暗的，像睡觉以前那个样子。“昭然独明”，可是你心里明白。他说神的作用“若风吹云”，那个神一来，你一切都明白了，像风吹开天上的云，看到了青天。“故曰神”，这叫作神。这是他答复黄帝的问话，非常明白。

所以学医也好，学哲学也好，对《黄帝内经》这几句话都要弄明白。譬如你信基督教的，因为跟我学的人有和尚，有尼姑，有神父，有修女，也有牧师，我就笑他们讲错了《圣经》。我说你们基督教《圣经》明明讲“神即是光，光即是神”，怎么被你们乱讲一通呢？你说不拜偶像，还对那个神明拼命去礼拜，那也不是真的神。刚才《黄帝内经》讲，看不见的这个叫神，所以神的作用那么重要。

关于这个神的作用，有些资料，你们下课的时候去抄，抄回去要研究，我只是抽些要点给大家去讨论。

说辟谷

现在跟你们提重要的问题，很多学佛修道的人喜欢去搞什么辟谷，普通道家所说的辟谷，等于避开五谷不吃饭。现在印度瑜珈很重视这个，他们做工夫，每周有一天不吃饭。伊斯兰教在斋月的时候白天不吃饭，夜里才吃，这都是辟谷的道理。清理肠胃为了健康，肠胃不清不行。所以这里就讲到辟谷的问题，从《灵枢》卷六“肠胃三十一”这里开始，注意哦！肠胃是消化食物的，人的生命就靠饮食维持。

辟谷的经验我也可以坦然告诉你们，那会饿死人的。我自己也测验过，曾经有二十七天不吃饭，我照样抽烟，照样喝茶，因为水分很重要。但是你要晓得，胃里头的气更重要；我的经验，如果胃里气不够，那会出问题的，因为这个胃是那么大，消化是在互相摩擦的。有两个人，一个学道家一个学佛，看到我二十几天不吃饭，他们都吓住了，看到我时都退了一步，说你的眼睛像电灯一样放出光芒。我说哎呀！我没有吃饭，饿出来的，夜里还要做很多事。

他们二人也要学辟谷，我说你们千万不要乱搞，会死人的。他们不听话，一个老居士，一个修道家练气功的，搞不了几天，一个送医院，胃开刀了，一个腿残废。所以你们不要随便学，清理肠胃是应该的，饿坏了会饿死人。但是肠胃不清理也不行，我们许多的病是吃出来的，尤其现代人，这个二十年吃得太好了，病很多，都是吃出来的。所以学医要懂得肠胃。这一篇黄帝问辟谷的问题，全篇很长耶！拿科学来讲要配合西医的研究。

《灵枢》卷六“肠胃三十一”：“黄帝问于伯高曰：余愿闻六府传谷者，肠胃之大小长短，受谷之多少奈何?”这是《灵枢》这一部分的文章，不属于《素问》，所以不是岐伯的答复。什么伯高啊、少俞啊，还有黄帝有个女老师素女，这一部分不跟你们讲，那是关于性的问题，如果读了那本书，男女乱搞都不合规矩。这一套流传到日本，有一部书《心医》中文的古本，我有一天在街上看到，摆在书堆里头。我问多少钱?他说美金一千，身上钱不够就没有买。我晓得这一套流传在日本，男女性生活都在内。其实中国也有，只是《内经》里没有。为什么我提起这个?因为讲性的问题是黄帝的女老师素女，她是道家的一个神仙，等于密宗讲的佛母、空行母。这一段是黄帝问伯高肠胃的大小长短，容纳米饭有多少量。

“伯高曰：请尽言之，谷所从出入浅深远近长短之度。唇至齿长九分，口广二寸半……”他说尽量告诉你，就把内部的身体做了解剖。这个尺码度数虽然同现在不同，但是你不要认为不对啊！因为这是五千年前的东西！起码四千年，还是科学的。这一篇都是告诉你肠胃的长短大小，容纳多少水，容纳多少东西，全篇都是。

下面看“平人绝谷第三十二”最后一行。“故平人不食饮七日而死者，水谷精气津液皆尽故也。”平人就是普通的人，是不做工夫不修道的人。平人不吃不喝，七天一定饿死了；“水谷精气津液皆尽故”，水也干了。尤其我们每天饮食，饭固然重要，吸收的水分比吃饭还重要。你们年轻人有时候觉得一天不喝水不要紧，其实很要紧。皮肤一切也在吸收空气里头的水分，所以水比饮食还重要。现在我们讲了以后，大家记下来，花一点时间，哪一页重要你们自己找。因为到晚上只有一个多钟头了，我抽出来的东西很多，也是科学的，现在吃饭时间到了，我们没有教辟谷，大家吃饭去吧。

第二堂

我们研究《黄帝内经》，现在是最后一堂课。由《庄子》外篇到《黄帝内经》是一个系统的，但我都只提到一点点，主要的目的是希望提起大家注意；因为我们自己的文化在断层，在衰落，要自己想办法恢复，这是年轻同学们的责任。我们的文化内容很多，我再三强调是古文，古文两个字不要怕，仍是中国字，中国字也是白话，因为现在人看不懂，认为古文很可怕。其实花一点点时间就深入进去了，这是第一点。

第二点，像《黄帝内经》这些书，我晓得很多人，包括我们自己一班同学，或者中年的人也是一样，怕碰，不敢碰，下意识抗拒，不晓得这些古文讲些什么。其实它讲的完全是身心性命之道。如果把世界上一切的学问归纳起来，不论宗教也好，哲学也好，科学也好，都是研究身心性命的问题，是探究生命的本来。其实不论东方文化、西方文化，都是这个原则。任何一种学问离开了身心性命之道，都是不能存在的；包括现在人们动辄讲迷信的东西，卜卦啦、算命啦，都包括在内。

卜卦算命看风水，有些真有一点乱七八糟了，但那是中国古代最高的科学原理。由于在汉朝以后魏晋之间，政治科学的发展是根据道家的思想，尽量不发展科学，认为科学是“奇伎淫巧”，所以太巧妙的东西不要。另外也有个理由，认为物质文明越发展，人的烦恼越多，欲望越大；欲望越大，痛苦越多。

所以以黄老之道来治国，社会安定太平，生活过得很平淡，就是这个原则。

圣人的药方

一个国家民族的文化，不管任何政治思想，在政策上都是开一个药方。这个要注意，譬如我常讲的，儒家开的药方是仁义，人要有爱人的心。儒家为什么会提倡这个？因为我们的民族个性不仁不义，不忠不孝，仁义礼智信都非常缺乏，所以儒家的大医师孔子、孟子，开的药方就是仁义。可是我们的社会不仁不义、不忠不孝照样地存在，所以说药方有，也吃了，可是病没有治好。

西方人是自由主义、个人主义等等，所以耶稣在西方，基督教开的药方是博爱。并不是西方有博爱，我们没有博爱，因为西方个人自由主义思想发达，不免就自私了，所以他开的药方是博爱。宗教家就是医生。

至于印度这个民族，到现在还是不平等，四种阶级非常分明。譬如我们大家这样坐在一起，在印度的话，种性不同，阶级不同，绝不可能坐在一起。甚至你坐过的位置，他都不愿意坐，很严重。所以释迦牟尼佛开的药方是平等，种性平等。

我们了解一切的圣人都是医生，他所提倡的，所开的药方是为了治病。我们现在来讲文明的话，过一百年也许这些名词都少了，人类整个的文化，中西文明一概结合了，科学的文明也结合了。我们现在觉得没有结合很痛苦，到那个时候，后面的人也许会笑我们。所以拿远大的眼光来看，自然会结合。

可是我们今天的社会、文化、民族实在需要整理，每个人只有自己反省，自己整理，这是非常困难的。所以有一度我回到国内的时候，有一些朋友是政要，我们大家也谈到国民道德如何恢复。我说你们讲道德恢复不行的，外国没有啊！我说道德两个字恢复不了的，你必须换个词说，“社会主义的新秩序”就对了。他们说：太好了。其实旧瓶装了新酒，换汤不换药。可是现在人的道德行为实在有问题，这个事跟《黄帝内经》有什么关系啊？当然有关系！因为《内经》讲的是养生、卫生，生命的科学，这些都与品性道德有关。

医药与迷信

刚才下课的时候，我希望大家把标出来的重点抄一抄，你们都抄了，不要只管抄，回去要研究，这是一个大科学，生命的科学。希望你们年轻人每天少玩一点，抽一两个钟头看一看，这个里头的科学很多。我抽出来这些是准备这一次跟大家讨论的，看到那么多我都傻了，重点都报告不完，所以我很抱歉，对不起大家。

现在离开这个书本，我把大要告诉你们：《黄帝内经》讲生命科学，这是道家很接近唯物的哲学，从唯物思想来的，但是它包括了形而上心物一元的东西。中国人唯心跟唯物没有分的，把心物分开等于说把文学跟哲学分开了。这个话我重复讲过，中国文化学哲学的人必须懂文学，必须懂历史，因为这一切与政治都分不开的。

现在提起研究《黄帝内经》的几个重点，尤其注重治病的方法。可是《黄帝内经》没有药方哦！医跟药是两个路线，但又是一件事。药是专门研究药物，仍是黄帝这个系统，像《神农本草》啊，乃至最平凡的，你们大家读医很看不起的一本书《雷公炮制药性赋》，这些都要背一背。譬如我们小的时候背的“菊花能明目而清头风”，都由文学背来；什么寒性的药、热性的药、温性的药，一篇一篇非常有韵味。

再说我们阴阳八卦的书，也文学化了。譬如说我们冬至以后什么一九啊、二九啊，什么河边看杨柳啊，它把气象学编成九九歌来念。

一九二九不出手　三九四九冰上走
五九和六九　河边看杨柳
七九河冻开　八九燕子来
九九加一九　耕牛遍地走

这些你不要认为是低俗的，是老百姓的迷信，那你完全错了。民间谚语很多是科学的，因为我们古人把科学最高的文化，用起来像迷信一样，真的是这样。因为古代教育不普及，所以《易经》里讲一句话：“圣人以神道设教。”上古的圣人为了普及国民的文化教育思想，利用了宗教。譬如我们讲爆竹，鞭炮发明得最早。上古的时候碰到国家大事、个人大事，就要放鞭炮；农业社会爆竹是拿干的竹子噼里啪啦，发出声音。后来慢慢就有火药的发明。现在大家利用我们的爆竹上了天了，到太空，就是这样来的。

放鞭炮

中国人讲，家里有病人的，或者有什么问题就要放鞭炮。譬如我们抗战的时候，走到大后方落后地区，那个时候大家已经在破除迷信，可是到庙里，我照样不管它是鬼庙、神庙，带着部队到了那个地方，我就先行拜一拜。“圣人以神道设教”，下面的兵好带，他们都怕这个东西啊！

其实，放个鞭炮吧，拜个菩萨吧，我们那里乡下人讲“烧香不敲磬，菩萨不相信；烧香不放炮，菩萨不知道”。这是“圣人以神道设教”的原因，若说没有道理，简直太迷信了，我是宁可信他的。可是我有一个观念，譬如说拿破仑什么都不信，可是当他打下罗马的时候，他还是进教堂去行礼。教皇把皇冠圣袍给他戴上，他一脚就把皇冠踢掉，看不上。可是他为了意大利、罗马的民族信这个教，他也进教堂，这就是“圣人以神道设教”的道理。

放鞭炮是干什么？杀菌。所以家里有事放鞭炮，到处放，烧烧火，杀了细菌。它不告诉你杀菌，就放鞭炮。端午节到了，每一家门口插了菖蒲，避邪的，也可以杀菌。端午节吃粽子喝雄黄酒，雄黄酒是彻底地杀菌。它把这些科学的卫生、养生都放在里面，一般人搞不清楚的，我们现在都懂了，这个道理就是这样。

读书难

所以研究这个《黄帝内经》，我们也是不要当古书看，圣人给我们看的是生命科学，很宝贵的。希望大家配合现代科学来研究，你们每一位一定要发明，一定要好好地贡献，这是真心话。不要说古文看不懂就拒绝，这就不是研究学问了。我的个性，过去年轻的时候，哪个地方看不懂，我非看懂不可。笑话！还有我看不懂的！我就是那么傲慢，而且还有一个更傲慢，非唐宋以上之书不读。就是说，唐宋以下的那些书，我还用得着学吗？

我还问过我的老师，前清最后一榜的探花（头名状元，二名榜眼，三名探花）商衍鎏先生，先生啊——我们以前不叫老师，叫先生——我这个文章还可以吧！嗯！很不错。我下面就很傲慢了，先生啊，如果我生在你们那个年代，也跟你们一样去考个进士，我的文章行吗？他愣住了说：还可以，还可以。我就想说原来如此啊！你们这些进士就是我这个程度啊！所以学问之道，我讲给你们听，希望你们也傲慢一点。这个《黄帝内经》看不懂，就不敢看，没有气派！天下的事哪有不懂的地方！古人也是人，我也是人，他还写出书来，我却说看不懂，那还算是人吗！所以要以这个气派去做学问。这是以我个人的经验鼓励你们。

我年轻的时候，你看我也不是学科学的，不过那个时候，抗战之前商务印书馆做了好大一桩好事，他把大学丛书都编辑了。大学丛书什么都有，经济学的、政治学的，譬如我在抗战的时候连航空学我都专门买来看；虽然我不会驾飞机，我就晓得怎么配合气候。航海学也买来看，就靠这一部大学丛书充实自己。现在反而没有了，真可惜。他把所有大学的、西方的各种科学都编进来。学问之道是要你去努力追求的，我刚才说了，所有的圣人提倡的，都是开药方，你要以这个精神去研究。

针灸　点穴

《黄帝内经》是最基本的医理，药不在这里面研究。可是它里头重要的是什么？中国的医书归纳起来就是“一砭”，你看《黄帝内经》就看出来了，病侵进来——现在我们刮痧、拔火罐这些技术都叫砭——《黄帝内经》告诉你，有些外感一进来，用砭就把病去掉了。“二针”，病深入到皮肤以内快到肌肉，就用针了；《黄帝内经》关于针灸的道理很多。“三灸”，病再深入就用艾草，用火来透进去。“四汤药”，病情已经到内部五脏六腑，才需要吃药。

所以有些人治病，就在外面动手，乃至用指头就可以了。学《黄帝内经》后续的发展，针灸变成了点穴，用一个指头就可以使你身体的活动停止，不过现在已没有传承了。点穴也可以研究，我们不是用来害人，是拿一个指头就可以治病了。假使一砭、二针、三灸，每个人都会，就可以把自己家里的人治好，能把人治好又何必到医院呢？尤其现在到医院不得了，这个没有办法讲，太恐怖了。最近据我所晓得，共产党统一了中国之后，有一件事情做到了，就是把中西医结合，所以到处有医院。

开始没有好医生，卖膏药的、打拳的，只要懂一点，都找出来做赤脚大夫。大家看病两毛钱挂号，任何药不会超过十几块钱的。这种事全世界做不到，我们中国做到了。开放以后不得了，现在看病跟美国一样，没有钱就没有命，变成这个样子了。像我们小的时候，药店过年过节没有放假的，照样开门。如果在正月初一买药买不到，老百姓会砸你的药店。现在不得了啊，星期六星期日放假，病人周末生病就麻烦了。风气变了，医德没有了，旧文化没有了。

各位同学如果学医的，做个好事吧！发挥中国文化的医德。不过现在也很难，有时候帮助人做好事，他反过来告你，这就是人生。我怎么乱七八糟讲到这里来了？因为讲医药的道德，讲到了自己心中的感想。

自利利他的《黄帝内经》

所以研究《黄帝内经》，你自己看熟了，最少自己可以保持健康，也保持家人的健康。我们回过来看，这个里头说得蛮多的，归纳起来仍是道家的观念，生命的保养有三种药，“上药三品神与气精”。

本来我们这里讲课是讲《庄子》和《黄帝内经》，不料来了很多学佛、学道的人，根本不是学医的。他们到这里来听课是听着好玩的，这也是很有趣的变相。中国道家讲的精、气、神，等于佛家所讲的心、意、识。神就是心，气就是意，精就是识，只是名称不同罢了。佛学从印度过来，到了禅宗就叫

“明心见性”；明心见性要靠守神炼气，修精来的，戒律是守这个精。所以中国文化的三家合起来是一个，佛家叫作“明心见性”成佛；道家叫作“修心炼性”；儒家叫作“存心养性”。所有文化都是对生命的探讨，只是研究方向不同，表达方式不同而已。

讲到这里有个比方，我讲话没有次序乱来，不过也是有次序的。刚才讲到，医学制度发展到今天的医院，我说医院啊、学校啊，分科太细，出了毛病，这个我讲了几十年。有个人讲笑话说：吃饭时假牙掉了，赶快到医院挂号，牙齿滑进喉咙不是牙科了，到喉科去；喉科一检查，到胃了，要去看肠胃科；胃科一检查，已经到肠子了要去看肠科；肠科一看不得了，已经到直肠肛门口了，那就要到肛门科看了；肛门科一看，你肛门有个牙齿，还是到牙科去吧！这就说明现在科学的分类，越分得细，越变成这样。

所以，这次难得因缘来讲这本书，也许这样可以让大家回转过来看这本书，里头的宝贝太多了，要仔细地读才好。我告诉你们读书的方法，这一篇读不懂，很烦，你就翻过去读下一篇；下一篇又不懂，再看下面；忽然后面懂了，再回来看前面，都懂了，我的读书方法就是这样。

读书有方法

还有我的读书方法，佛经跟那个黄的摆在一起，然后政治学跟武侠小说摆在一起，所以我看书是乱七八糟的。看对了连续不断地下去，久看又怕脑筋坏了，改看小说看电视。好的电影我现在不敢看，因为看起来就不睡觉，一路把它看完。看书也是这样，不喜欢中断，因此就要换脑筋回过来再看佛经，那个思想就进去了。这就叫“道通天地有形外，思入风云变化中”，这是宋儒的句子，赶快拿起小说来看，这个脑筋就换过来休息了。

你研究科学时，脑神经太深入了，就拿个轻松的东西看一看，哈哈一笑，脑筋休息了，换过来了，这是我读书的方法。都是密宗哦！我把秘诀传给你们了。我的意思是要你们研究学问不要怕困难，所以思想不要专门在一个地方，就照我的办法，桌子上摆乱七八糟的，什么都有，都看。

有一句话记住，宋太宗赵匡义这位皇帝，他的好坏我们不批评，历史上记载有一点我很佩服。他在军旅打仗二十年，后面二十四马带着的都是书，一边骑马，一边手里没有离开过书本；所以历史上对文人最尊重的一代是宋朝。宋太宗兵间马上二十年，手不释卷，就是形容他的。所以他讲了一句名言四个字，“开卷有益”。任何一本书，不要说正式地读，翻一翻都有利益，叫开卷有益。人到卡拉 OK，一定会扭一下，唱一下。打开书本就会看一下，冒充也在读书了，开卷有益，也有好处。这是我今天所要对你们讲的。

满园灵草仙家药

其次，《黄帝内经》这本书里，药物是药物的研究，处方是处方的研究。譬如说我对历史的研究也许多一点，从《伤寒论》等等的发展，然后到唐朝孙思邈以后金元四大家的东西，我大部分翻过。金元四大家的医学各自不同，然后下来明清之间，南方的医学发展，譬如江苏一带的名医，都是这里的人，就是吴江这个地方。所以我主张多看徐灵胎的书，叶天士第二位。那么，现在广东一带像福建的医学就走陈修园的路线。所以你们学医的有一本《医学三字经》，大家都知道那是陈修园的著作，他是福建人，那本《医学三字经》一看，就把医学史的发展搞清楚了。但是还不完全，岭南一带、广东一带的医学又形成另一个专长，等于牙齿掉到胃，掉到别的路线上了。

到了云南、四川这一带，你就要另外研究，中国西边医学的学派同草药又不同。所以人家问我，老师啊！你们太湖大学堂里有什么？我说“满园灵草仙家药”。这个就是套用徐灵胎的句子来的，就是满园这些草都是仙人的药哦！看你怎么去用。“绕湖回廊处士居”，四面都是回廊包围，这个是处士的家。我这个道理报告完了，今天会早一点下课，很多人都要打道回衙，做官的开道要回衙门去了。

万病之首的风

刚才讲《黄帝内经》，归结起来是“上药三品神与气精”，同佛家以及道家的修持都是一个路线，但有所不同。在生命的科学里，这是两个东西：一个是思想，是知觉；一个是五脏六腑到整个的身体，是感觉。就是那么简单。《黄帝内经》讲了半天这个病那个病，都是感觉方面。这同佛家讲四大地水火风一样，其中风最重要。《黄帝内经》讲风、气为万病之首，很重要，前面都有啊！你就找风那一段去研究。风不是空气的风，也不是东南西北风，是这个气，空气的变化影响。《黄帝内经》的原文关于风，讲“风善行而数变”，很难把握得住。所以，学佛的有修气修脉，修密宗啊、天台宗啊，都搞这一套。

说到感觉与知觉，《黄帝内经》的医理归纳起来，都是属于感觉；然后把感觉分类讲了那么多。这一部书分成两部分，《素问》是基本的原则，医理学也就叫作病理学。《灵枢》是医理变成方法论，尤其变成砭、针、灸；汤药是另外一部分了。我们最初的一部汤药是张仲景的《伤寒论》，用几味药治好病叫“经方”，但是也有人反对。可是后来的药方《汤头歌诀》《温病条辨》等等，并没有跳出他的范围。张仲景在湖南是做官耶！做太守。在湖南、湖北潮湿的地方，他看了老百姓的病很难过，就在那里做官又做医生，专门给老百姓看病，把经验写成了《伤寒论》。《伤寒论》的重点是风对人的影响。

所以“风为百病之长”，不是我讲的哦！是《黄帝内经》的原文。所以万病之首是气，就是生命之气。“风善行”，你没有把握能控制得住它，“而数变”，这帖药刚刚下去祛风，它又变到别的地方去了。所以医者意也，要知道变易的道理，靠智慧的运用。这个也包括了学佛修道做工夫的，没有智慧，都是在迷信，信这个佛啊、那个道啊，非常多。而且也对我非常迷信，好像我得了什么道，人家问我你得道没有？我得道啊！上有食道，下有尿道，都有道。为什么我这么讲呢？希望大家不要迷信。所以，学佛求道还不如去学医，能利己又可以利人，也可以做点好事。

重视《黄帝内经》

下课就只有十五分钟了，我想把这个意思讲完就结束了，你们可以早一点打道回衙，因为实在讲不完，我也对诸位很抱歉。有人问我，为什么不开放给大家提问题？那不得了，我这个人讲话又啰唆，有时候你提问题，我讲长篇大论，这样自己都讨厌自己了。所以就是老子一句话，“多言数穷，不如守中”，而且言多必失嘛！譬如说上有食道，下有尿道，你们一传出去，这个南老师下流得很，乱讲话。所以我也不叫你们诸位提什么问题，大家也可以早一点休息。因为我平常的杂务非常多，今天晚上因为有别的事情，所以又把这个课程浓缩了五十分钟。不过，你不要认为我讲的是笑话，其实都是要点，看你怎么去了解。

总而言之，《黄帝内经》这一次我们偶然开始了，大家就该提倡，该研究，其中有很多的科学内容，不止是学医的科学。至于有一篇本来要提一下的，看病中间提到阴阳五行，太细了，所以没有讲。《黄帝内经》固然要读，《难经》学医的也要研究，不过我不参与，那是要学费的。学阴阳五行也要学《易经》了。阴阳五行属于诸子百家里头阴阳家的学问，同天文有关，可惜阴阳家后来变成算命看风水的了。

阴阳五行天干地支是讲什么？现在吹牛的说法，那是太空的学问，是整个太空同我们生命地球的关连；那个科技是科学原理发展到最高处了。因为科学的发明，开始是很粗的，到了最精细的时候，最高的科技就是最简单的了。把简单归纳拢来变成阴阳五行，所以有天干地支。

五行干支与诊病

《黄帝内经》里头提到与天干地支的关系，这个人什么时间得病，他属于哪一种形体。譬如这个中药的老板吕松涛先生，他是个水形人，水土形。像我这个样子是木形人，当然我是一个小木头不够高大。看病人先看他的形态，然后问他几岁了。现在人有一个习惯，说是一九多少年生的，我说我不懂数学，你告诉我几岁就好了。一九多少年生我很不习惯，我只晓得推翻清朝到现在九十六年，你跟我讲几岁我就有数了，是天干地支有数了。再问是几时得病，再把脉，也就知道是什么病了，判断很准确。这个与干支有关系，《黄帝内经》里头专有这些，我还没有讲到。

你们大概连十个天干、十二个地支都没有弄熟，更不懂得六十花甲。我们中国算历史，一国的历史有它自己国家的精神的，顺便给你讲一下。中国写历史，你们现在讲的一九多少年，那是耶稣的年号，跟我们没有关系，我们是黄帝子孙，我们已经四千七百多年了。就算从推翻专制政治体系，革命成功到现在九十六年。这个年号同历史文化有关系没有？有关系，推测得出来。

所以我们写历史，你们没有读过旧史，旧史上都是以黄帝为主体耶！以六十年为主体甲子、乙丑、丙寅、丁卯……天干地支六十年，这叫六十花甲，一个单元。假使这六十年叫上元甲子，然后甲乙丙丁转一圈，中元甲子，下元甲子，三个六十年为一百八十年，甚至说一千八百年。所以我们历史上先用甲子纪年，然后某个皇帝，什么人做皇帝，叫作什么。譬如清朝之前，崇祯皇帝在煤山吊死的那年叫“丁未之变”，就用干支做代号。再譬如推翻清朝的“辛亥革命”，辛亥两个字就是六十花甲的纪年。六十花甲这样转过来，这个历史的演变记载一点都不会错。

而且懂了这个，就可以来判断未来的发展，譬如现在我们国家民族的命运正走到下元甲子的一半，所以在我的一本书上，当年在台湾讲的，大陆还在批孔的时候，我曾讲过，到一九八四年开始，中华民族倒霉的运完了，开始走大运，起码走两百年的好运，所以你们不要怕。你看这二三十年的发展，很多老同学都说：老师你说对了。我的说法怎么会不对呢？上有食道，下有尿道，怎么会不对？这是说笑话，实际上这是个计算，科学统计来的。

所以得病的日子？什么原因？什么病？一看就知道了，你变神医了。然后再给病人开药，说六天以后才会好。因为你已经算好了，他身上的气，风在里头善行而多变，一定到这一天，碰到外边环境的影响，内外的关系病才会好。这个是迷信吗？不是，是科学，可惜大家不研究。我希望这一次讲完以后，大家也要注意一下。

所以我把这一本《常用药品手册》拿来，这是每年关于西药的资料；西方的所有西药到中国来，各种各样都有，在台湾也同外国一样一年一本。因为有些药已经过时了，没有用了，可是我要留下来，如果研究西药的发展史，我这个资料就很重要了。譬如现在很多的西药，我们过去用得很灵，现在少有了，一个打摆子的药叫“金鸡纳霜”，现在少见了，我还叫人到德国原来那个药厂找，药厂也只剩下两瓶，我那个朋友帮我弄一瓶回来。像许多的药都在变，这个资料放在这里，要你们注意现在医药科技的发展。所以也不要太偏袒自己的中医，黄帝是了不起，但是已经起不了啦！所以我们要自己想办法站起来。

附录　组织《黄帝内经》及《庄子外篇》听课工作汇报

南老师：

首先向您转达众多学员对您及大学堂所有工作人员最真挚的敬意与谢意！

五月六日晚结束后，在回上海的路上我接到十几个电话，这些学员作为更多人的代表，让我向您及大学堂所有工作人员转达敬意与谢意，祝您一切吉祥如意，祈请您多注意休息，不要太劳累。

这次课程，《黄帝内经》参加人数近一百二十人，《庄子》近一百人。听课单位有上海中医药大学、中国科学院上海生命科学院、上海药物所、上海岳阳医院、上海龙华医院、上海曙光医院、上海中医院、上海东方医院、上海图书馆、上海针灸经络研究所、上海中医药学会、《新民晚报》、上海人民广播电台、新华社、科技部中医药战略课题研究组、北京中医药大学、绿谷、华源生物、交通银行、华为、IBM公司等单位的教授、专家、主任医师、博士生、研究生、企业高管；学员来自上海、北京、山东、四川、云南、江苏、河南、浙江、福建、广东等地区。其中科技部中医药战略课题研究组及中医哲学学会、中国中医药研究会及北京中医药大学图书馆等，都有学者，每周六上午飞至上海听课。

在组织过程中，我有机会与很多学员讨论、交流，现将我一个月来对于大家这次学习心得的见闻提炼整理，特向您汇报。

一、正本清源，信心之因

以天地人智慧为核心的中华文明，也不能幸免阴阳盈亏之变化。近二百年来，面对西方现代科学及工业力量的崛起，中国人对于自己民族文化的信心逐步丧失。一九四九年之后的五十余年，中国历尽艰辛而重新走上强盛之路。虽然在经济上“中国人站起来了”，但在精神上依然是贫瘠而羸弱，对于祖宗的伟大智慧充满谬见和无知，不肯回归自己的文明长河。

中华文明参天地、育人心的本地风光被谬知谬见蒙蔽后，一群又一群自以为走在前面的盲眼人以盲引盲，执拗地将一个民族引向了危险的文化歧途。

这次我们组织来听课的学员，最大的收获都说听完老师的课后，才知道我们中华民族的文化是另一种高度发展的科学体系，而不是什么经验哲学、唯心主义、朴素的唯物论，而是如此智慧，如此伟大，如此博大精深。

《老子》《庄子》是讲形而上天道的智慧，让生命回归“道”；孔子、孟子讲的是人之安身立命，即修身、齐家、治国的智慧；佛家讲的是生命解脱，在更开阔的视野、更广大的时空讨论生命本身的形而下与形而上的问题；《黄帝内经》不仅仅是中医看病之宝典，更是一部探讨天地人化育的生命科学巨著；《易经》不是预测之书，而是一部综罗天地人万象的宇宙科学巨著……这是听完老师课后大家的真实收获，才发现，

“呀，我们老祖宗的文化原来是这样的”，扔掉原来的“有色眼镜”，改而用自己的眼睛去看、去思考。

老师的课，是摘眼镜的课，是换脑课，让大家找回自己的眼睛、头脑，从而重新认识学习中华文化经典。

概括言之，老师的课如狮子吼，给中华文化正本清源，恢复诸子百家的本来面目，是大家重新认识学习中华传统文化的“信心之因”，让每个学员在心田上都孕育了对传统文化的“正信之根”。

二、启蒙智慧，播散慧种

老师讲课，旁征博引、慧光四射，这是大家的共同体会。同一堂课，每个人听了都有绝然不同的体会，有人听懂了这句而打开此一扇智慧之门，有人听懂了那一句而打开了彼一扇智慧之门。如一颗纯净无色宝珠，依个人心量而现种种颜色。听完大家的体会，我开玩笑说老师是管“南天门”和“南天墙”的，老师手里有无量智慧之门的“密匙”，只要你虚心叩问求教，就能突破心量界限越“南墙”而进“天门”，进入本心自在之逍遥。

老师的课，是智慧的播种机，如东方晨曦之光破除长夜之暗，破除人心的无知与谬见，引发人对于智慧之学的热爱。

三、学无止境，学而不厌

我们开玩笑说，老师的课讲完，上海书店中国文化的书籍会多卖出很多，尤其是康熙字典。因为老师的慧光，打开了学员对于中国文化经典求知探索的心门，真可谓“龙行一步，百草沾恩”。

课下，几乎每一个学员都谈到："回去后要多看书"，"什么书都要看"，"回去要买本《康熙字典》"，"知道读古书的入门方法了"，"不那么害怕繁体字了"，"要学习老师看书的方法"，"突然觉得对古书有兴趣了"，"回去要背《黄帝内经》"。还有人向我打听地址，要去给孩子买拼音版的中国文化经典丛书；甚至一个西医医生让我帮她打听一下，如何报考上海中医药大学的在职研究生……

听完老师的课，真是觉得每一个人都变得想学习、爱学习了，不再停滞于以前的所知、所见。

四、生命宝藏，实证得之

老师的课，让大家重新回归中国文化的智慧实证之路，而不再徒言空理，转而从方法论走向真实方法的求证，从前人的理论走向自己的实践与求证。老师讲的生命变迁背后隐藏的生命科学道理，养神养气养精的方法，"善观气色"等故事，中医的肾脏是什么，脉诊之理……引起了大家的讨论与思考，很多人表示回去要重读《内经》《难经》等经典，重新学习医理、研究望闻问切四诊……

老师在讲课中所体现出来的对于生命科学的实证精神，引发了学佛、学道、学中医的不同学员对自我学习、求证实践之路的反省，而不再数他人珍宝，转而在自己的身心上、在诊疗实践中一一求证、探索。

五、德育善根，化垢显善

老师的精神影响着大学堂的每一个工作人员，"认真，谦和，礼让，负责，合作，纪律，事事必落实、必回馈”，是大家所感受到的大学堂工作人员共同的工作风格，而大学堂工作人员的风格也潜移默化地影响着学员团体。有人开玩笑说，大学堂的管理水准超过世界上所有公司。

课程之中，我听到了很多自省之语，看到了很多自省过后的行为。从很多学员行为举止的变化中，我体会到，内心道德修养所散发出的纯善之力，是引发他人善根的绝妙方法，这是一种“随风潜入夜，润物细无声”的方式，虽无形，但力量却极强大。

到了五月四日，我发现了很多有趣的变化：高声说话的人少了，走路相遇谦让的人多了，没听课证还趾高气扬乱闯的人没有了，说谢谢的人多了，面带微笑的友善面孔也多了……一股纯善之气，在外来的学员之心中渐渐流淌开来。

我和大学堂的工作人员打交道最多，他们的辛苦我最知道，但每一个人从始至终都是和善、认真、一丝不苟的，真是让人感受到有一种一以贯之的力量在起作用。

我有三个体会：一是越对他人友善，你自己内心就会越开阔、越喜悦；二是世界上有一件事，你做的越多反而越有精神——那是来自内心的微笑；三是认真不是一种态度，而是内心的不断自省、对于事情的清澈认识与无限探索中所散发出的一种力量，真谦虚了，就认真了。

六、中国传统文化复兴的历史转捩点

《庄子》是中国道家文化、禅宗文化、文学、艺术等诸多领域的重要思想源头之一，《黄帝内经》是中医学的核心经

典。虽只一个月，但老师通过对这两本书画龙点睛式的讲解，实际上已将中国文化的精髓一一点出，有心人自会透过老师的慧光而走上中国文化学习的智慧大道。

近六十年来，这是国内第一次真正的原汁原味的开放式的中国文化学习盛会！时间虽短，且并未广为宣传，只是一个论坛帖子，就已传至半个中国，很多人千里迢迢来大学堂叩问求教，从中可以感受到中国文化的大乘气象又再次显现。

可以不夸张地说，几十年来，每天都有人在讲中华文化，但都是变味的被扭曲的中华文化。老师是中国文化在劫难中走至悬崖边上而出现的“无尽灯”，真是一灯可燃百千万灯，一光而破百年千万黑暗！这次老师的课，可以说是中华文化在本质上将真正复兴的宣言，告知世界，中华文化的智慧传承仍在，且将继续明灯恒存，慧光永照。

这堂课，是“五四”以来中华文化断层的复兴转捩点，源头活水已滚滚而来，必将引动中华文化学习的新热潮，从而成为中华文化复兴发展的历史里程碑！

李春清

二〇〇七年五月七日

东方出版社南怀瑾作品

论语别裁
孔子和他的弟子们
话说中庸
原本大学微言
孟子旁通（上）
梁惠王篇　万章篇
孟子旁通（中）
公孙丑篇　尽心篇
孟子旁通（下）
离娄篇　滕文公篇　告子篇

维摩诘的花雨满天
金刚经说什么
药师经的济世观
圆觉经略说
楞严大义今释
楞伽大义今释
禅话
禅海蠡测
静坐与修道
禅与生命的认知初讲
禅宗与道家
定慧初修
如何修证佛法
学佛者的基本信念
大圆满禅定休息简说
洞山指月

老子他说（初续合集）
庄子諵譁
列子臆说
我说参同契
中国道教发展史略述

易经系传别讲

易经与中医（外一种：太极拳与静坐）

小言黄帝内经与生命科学

漫谈中国文化

金融　企业　国学

廿一世纪初的前言后语

易经杂说

新旧教育的变与惑

南怀瑾讲演录 2004—2006

南怀瑾与彼得·圣吉

关于禅、生命和认知的对话

历史的经验（增订本）

中国文化泛言（增订本）